优生·优育·优教系列

金牌月嫂
教你坐月子

陈宝英　主编

四川科学技术出版社
·成都·

前言 FOREWORDS

什么是月子期？就是指产妇从胎盘娩出到全身各器官（乳腺除外）恢复至接近未孕状态的一段时间，约42天，这一段时间又称为"产褥期"。这一时期对于新妈妈来说是很重要的。因为在此期间，新妈妈既要关注自身的康复，又要哺育新生儿，这种状况对新妈妈而言无疑是双重挑战。很多新妈妈在感受新生命到来的快乐的同时，一方面对育儿知识所知甚少，面对哇哇大哭的宝宝不知所措；另一方面又因为缺乏正确的坐月子指导，时刻都怀着不安与疑虑，担心自己因怀孕和生产而受损的身体不能恢复，给健康埋下隐患。

我编写本书，就是希望在这个特殊的时期给新妈妈最贴心的指导，让新妈妈顺利度过这个人生新阶段。

本书第一部分介绍了需要新妈妈多方面呵护自己的月子期知识。痛并幸福的分娩结束后，马上就是坐月子了。坐月子虽然并不会经历像分娩那么激烈的过程，但是也不容易，从饮食到衣着到活动都受限，有的新妈妈会觉得月子期特别难熬。本书告诉新妈妈，一些坐月子的"老"传统现在有了"新"做法，会让新妈妈更加舒适，身体恢复更加良好。

本书第二部分介绍了快乐与烦恼并存的新生儿养育。坐月子的同时还要抚育新生儿，这是对新妈妈的体力和精力的极大考验。其实只要掌握了养育新生儿的基本知识和技巧，新妈妈在喂养和护理新生儿时也可以举重若轻，使新生儿能够健康成长。

附录部分介绍了孕妈妈又害怕又期待的分娩。怀孕末期临近分娩的阶段，胎宝宝生长迅速，孕妈妈会感觉越来越辛苦，身体上的不适和担忧能否顺产、胎宝宝是否健康等产生的心理压力带给孕妈妈双重困扰。这是整个孕期孕妈妈最需要帮助的时期，这时候孕妈妈需要多学习关于分娩的知识，丰富的知识会让自己减少无助和恐惧，从而有信心去面对分娩。

祝福进入人生新阶段的新妈妈还有宝宝，愿你们顺顺利利、健健康康地度过这段人生中非常特殊的时光。

目录 CONTENTS

| Part 1 |
坐月子，最重要的任务是休养

| Part 2 |

新生儿喂养，掌握技巧很轻松

| 附 录 |

分娩，人生新阶段开始了

坐月子，最重要的任务是休养

坐月子期间，新妈妈的任务就是好好休息、保证营养，成功实现母乳喂养。产后恢复不但要关注新妈妈的身体恢复和饮食营养，更要关注新妈妈的心理状况。

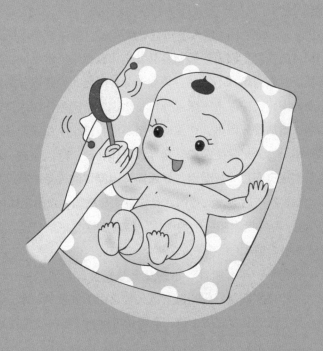

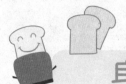

身体恢复与心理建设

新妈妈一般会有哪些生理变化

产褥期的新妈妈，会发生以下的生理变化。

❶ **生殖器官的恢复**：一般情况下，生殖器官如子宫、阴道等在产后均会出现多方面的生理变化，不久即可恢复正常状态及功能。

❷ **乳房的变化**：分娩后2～3天乳房增大，变坚实，局部温度增高，开始分泌乳汁。分娩后雌激素和孕激素水平骤降，催乳素分泌增加，会使乳腺开始分泌乳汁。触动乳头、婴儿啼哭声，及其他与哺乳相联系的外部刺激因素，都能成为泌乳的条件刺激因素。新妈妈的乳汁分泌量与乳腺发育成正比，也与产后营养、身体状况和心理状态等有关。

❸ **泌尿系统变化**：妊娠时，增大的子宫导致肾盂、输尿管受压而产生积水，一般在产后4～6周才能恢复，因而产褥期容易发生尿路感染。常见的泌尿系统变化是膀胱肌张力减低，对张力增加不敏感，再加上分娩时胎儿先露部分的压迫，会导致膀胱肌肉收缩功能障碍，或尿道、尿道外口、阴道、会阴创伤区疼痛，反射性地使膀胱括约肌痉挛，增加排尿困难，严重的甚至不能自排小便而需要导尿，而导尿也会增加尿路感染机会。如果发生滞产，会导致母体膀胱三角区充血、水肿及黏膜出血，严重时会阻塞尿道而形成尿潴留。妊娠期体内潴留的大量水分，均会在产后数日内排出，因此新妈妈产后会出大量的汗且尿量明显增加，以排出体内的水分。

❹ **呼吸的变化**：分娩后腹腔压力的消失，使横膈恢复正常运动。孕期主要采取胸式呼吸，腹式呼吸为辅。

❺ **消化系统的变化**：产褥期胃、小肠及大肠复位，功能恢复。但肠蠕动减缓，常会有肠胀气。产褥初期新妈妈一般食欲欠佳，由于进食少，水分丢失较多，因此粪便较干燥，加上腹肌及盆底肌松弛、会阴伤口疼痛，极易发生便秘。

⑥ **血液循环系统的变化**：分娩后，巨大的子宫缩复，大量血液从子宫涌入体循环，以致产后第一天血容量即有明显增加，血细胞比容相应下降。此后血容量会渐渐减少，血细胞比容基本保持稳定。妊娠末期下降的血小板数在产褥早期迅速上升，血浆球蛋白及纤维蛋白原含量增加，促使红细胞有较大的凝集倾向。

⑦ **腹壁、皮肤的变化**：长期受到妊娠期子宫膨胀的影响，会使肌纤维增生、弹性纤维断裂以致分娩后腹壁变得松弛，腹壁紧张度一般在产后6周左右恢复。分娩后，由于雌激素和孕酮的下降，促黑素也随之下降，怀孕期间所表现的色素沉着现象如乳晕、乳头颜色加深，脸部的褐斑，腹部的黑色中线等都会逐渐消失。皮肤除留下白色妊娠纹外，外观逐渐恢复正常。

⑧ **月经与排卵的恢复**：子宫一般会在产后6周完全修复，哺乳妈妈的月经及排卵恢复较迟。2.4%的新妈妈在产后6周内月经复潮；61.1%在12周内复潮；36.5%在24周内复潮。从子宫内膜病理切片观察，第一次月经复潮时，有42%的人恢复排卵。

高龄新妈妈坐月子须知

现在晚婚、晚育的女性越来越多，并且随着生育政策的改变，35岁以后做妈妈的并不少见。但是，高龄新妈妈生产过后，身体恢复要比适龄新妈妈慢很多，身子更弱，需要更加精心地调理。

❶ 产后所吃食物和其他新妈妈一样，但应吃些补血、补钙的食物，产后前两周不宜大补，应以温补为主，比较适合的是桂圆、乌鸡等温补之物。此外，要补充

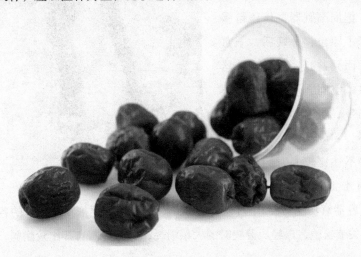

蛋白质，蛋白质可以促进伤口愈合，牛奶、鸡蛋等富含动物蛋白和黄豆等富含的植物蛋白的食物都应该适当食用。

② 不能过于劳累，但切记也不能躺在床上不动，应适量地下地走动，这样更利于恶露的排出和子宫快速恢复。

③ 由于高龄新妈妈体质偏差，阴道自净能力和免疫力低，容易感染致病菌，导致各种妇科疾病的产生，给高龄新妈妈带来很大的烦恼，所以要注意保持会阴的清洁，或者用专门的按摩手法来恢复阴道的弹性，以加强高龄新妈妈子宫的恢复能力。

④ 从临床上来看，高龄新妈妈年龄越大，产后抑郁症的发病率越高，这可能与产后体内激素水平变化有关，如高龄新妈妈常常莫名哭泣、情绪低落等，家人一定要多加安慰，安抚高龄新妈妈的情绪。

⑤ 高龄新妈妈更容易发生妊娠高血压、妊娠糖尿病、产后贫血等，所以产后需观察血压、血糖、血红蛋白的变化。

身体完全复原一般需要 3 个月

一般坐月子是1个月的时间，医学上把42天看作一个周期来判断产后恢复状况，实际上分娩后人体一般需要3个月才能完全复原。

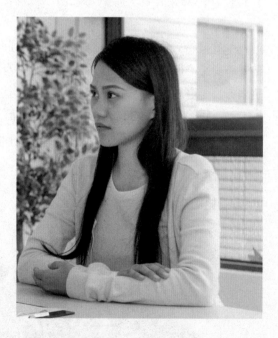

第一，子宫及其他脏器全部回到原位需要3个月时间。怀孕时，子宫增大，把周围脏器都挤压得多多少少离开了原位，分娩后，子宫迅速缩小，回到盆腔，给其他脏器的复位提供了空间，不过因为怀孕期间体内韧带、肌肉都有所松弛，这些脏器不会立刻复位，即使复位了，也还经不住比较大力的折腾，要产后3个月才会完全复位。

第二，各器官功能能需要3个月恢复。怀孕时，身体负担加重，相应的各脏器负担也加重，关节松弛，再经历分娩时的大量消耗，身体各器官都比较脆弱，骨盆等骨骼组织都有些走样，都需要休息以及丰富的营养来恢复。这也需要3个月才能基本恢复。

第三，生殖器官要恢复原样也需要3个月。子宫、阴道等生殖器官，它们是怀孕、分娩时受影响最大的部分，子宫增大、子宫颈张开、阴道松弛，要恢复原样自然不是那么容易，完全恢复大约也要到分娩后3个月。

身体的基本恢复是42天，而完全恢复需要3个月甚至更长时间，所以坐月子的30天以后，不能立刻就变得肆无忌惮，想做什么做什么，想吃什么吃什么，应该再讲究一段时间，至少满42天。

爱心小贴士

产后3个月内如果新妈妈有性生活，一定要做好避孕，此时子宫还没有完全恢复，如果再次怀孕，胎儿无论是留还是去都会影响子宫健康。

身体恢复首先要休息好

分娩是个消耗非常大的活动，需要好好休息，甚至需要比较长时间的休息才能恢复。但是分娩后新妈妈的压力却不小，又加上有个新生命在身边，心情总是雀跃，有点需要休息却休息不好的倾向。另外，即使有其他人帮忙照顾自己坐月子、带宝宝，但事情实在是太多，自己也不见得就能随时随地休息，所以应该抓住一切机会多休息。

❶ 照顾宝宝的活先交给别人，洗澡、换衣服、哄睡等都让照顾自己坐月子的人做，自己只负责喂奶就好。如果想抱宝宝，抱几分钟就可以放下。

❷ 月子里的宝宝总体上睡得多，但是有可能是睡一会就醒了，尤其是夜里，很多时候新妈妈困了，他醒了；他睡了，新妈妈睡意全无，这时候新妈妈很难休息得好。建议这种情况下，新妈妈要跟着宝宝的步伐和节奏，他睡自己也睡，不要趁着宝宝睡了自己玩或者聊天，如果那样，宝宝醒了自己困了，就会特别累。如果夜里没睡好，最好在第二天让别人看着宝宝，自己饱饱地补一觉，睡到自然醒，精神会恢复很多，不会太累。

❸ 坐月子时候会有亲朋好友来访，迎来送往比较多，招待的工作也要让照顾

新妈妈坐月子的人或者新爸爸去做。如果新妈妈累了就躺下休息，不要因为有客人在不好意思，他们是能体谅和理解的。如果有客人路远需要住下，也让家人去安排，自己别操心了。

爱心小贴士

到了产后3~4周，新妈妈的精神已经恢复得不错了，很多可能都已经躺不住了，但仍然建议不要太劳累，虽然也可以做些简单家务、参与照顾宝宝，但是不要长时间不休息。

这些方法可以促进子宫恢复

子宫是怀孕、分娩时变化最大的器官，体积和重量变化都非常惊人。首先看大小，平常的子宫大约是1个鸡蛋大小，自己是摸不到的。但是怀孕后，子宫持续增大，到后期自己都可以摸到子宫底到达了胸口的位置，这个膨胀程度非常大。再看重量，怀孕前的子宫重量大约为200克，刚分娩完的时候，子宫重1 000克，是原来的5倍。产后子宫的位置、体积恢复都比较快，功能恢复则比较慢。

产后1周，子宫就变得大约如一只成年男性拳头大小了，位置也下降了，到了耻骨的位置。产后2周，就只有棒球那么大了，位置还在下降中。到第3周，就会完全降到盆腔里了，降到盆腔后，用手就摸不到了。刚分娩完的时候，子宫颈是完全开放的，直到产后第4周，子宫口才关闭，到第6周，子宫颈才会完全闭合。在第6周的时候，子宫重量、大小和位置都基本恢复原状了。但是功能还要慢慢地继续恢复。

产后如果能适时适当地给子宫良性刺激，子宫恢复会彻底一点、快一点。当然与此同时，还要减少劣性刺激。

刺激子宫恢复，从分娩完就可以开始。刚分娩完的时候，新妈妈可以自己摸肚脐周围，能摸到一个球状物体，这个就是分娩完的子宫，可以用一只手或者双手交叠着放在这个球上顺时针按摩，这样可以刺激子宫收缩，有助于子宫内膜上伤口的愈合，还可促进恶露排出，对子宫是非常好的。有的时候可能不能直接摸到，即使摸不到也不妨碍，仍然可以在肚脐周围打圈按摩，随着按摩就会出现一个硬疙瘩，这是子宫收缩变硬了。每次可以按摩5分钟左右。

另外还可以做一些简单的锻炼，比如这个动作：仰面躺在床上，双手平放在身体两侧，双腿向上屈起，腰部紧贴床面，然后用鼻子吸气，同时用力收腹部、臀部外侧肌肉，夹紧后保持2秒钟，放松，用嘴呼出气，重复动作，一直做10组。这个锻炼可以帮助子宫恢复到孕前的位置。

除了锻炼按摩外，产后最好母乳喂养，并且早开奶，开奶后让宝宝频繁吮吸。宝宝吮吸的时候子宫会收缩，可以帮助子宫功能恢复。当然还要多活动，不要长时间卧床。活动可加速恶露排出，这也是子宫功能恢复的必要步骤。此外还要注意卫生，尤其是会阴部卫生，要勤换内裤、卫生巾，并且每天用温开水清洁外阴，一定要避免外阴污染导致阴道感染。阴道感染后，致病菌是可以上行到子宫，引起子宫内膜炎、宫颈炎、附件炎等疾病的。

爱心小贴士

在坐月子期间不能坐浴，一定要淋浴。坐浴时致病菌可能会进入阴道，引起感染。

恶露是检测子宫恢复状况的窗口

从分娩完成后，就不断地有看起来像月经一样的物质从阴道流出，主要是子宫中的残留物，这就是恶露，恶露可以说是检测子宫恢复是否良好的一个窗口。在恢复过程中，恶露的量会越来越少，颜色也会越来越浅。

产后第2天，护士会看一下恶露的状况，此后新妈妈就可以自己观察了。产后1周，恶露都是红色的，里面含有小血块和坏死的蜕膜组织，颜色是血的颜色，没有异味，这叫作"血性恶露"。这样的恶露会持续1周多，量比较大，但是不会超过月经量。如果量很大，要及时咨询医生，有可能是大出血导致的。

到了第2周，恶露颜色会变浅，是浅红色或者是咖啡色，这叫作"浆液性恶露"。如果恶露仍然是血红色，可以再等等看，但是如果同时伴有臭味，就要及时咨询医生了，这可能是发生了感染。

到了第3周，恶露就会变为白色或者黄色的了，这叫作"白色恶露"。白色恶露比较黏稠，像白带，只是量比白带大，中间也可能掺杂着血丝。

到了第4周，基本上就恢复成正常的白带了，恶露排完了。满月的时候新妈妈可能就来月经了。

如果第4周恶露还没有完，但是也没有臭味、腹痛等不良现象，可以再等等看，一般到第42天会结束。

如果新妈妈是剖宫产，更要注意休息，避免恶露反复，如果超过42天恶露仍没干净，可以咨询医生，医生会给你建议。

阴道通过锻炼可以恢复

阴道在平常的时候，直径大约为2.5厘米，但是在分娩的时候大约要扩张到10厘米才能让胎儿的头顺利通过，所以产后阴道变得有些松弛是难免的。即使是剖宫产的妈妈也同样会变松弛，因为剖宫产虽然可以避免阴道被胎儿撑开得太大，但是在妊娠后期以及临产时盆底的肌肉和韧带就已经变得松弛了。

阴道松弛或许会影响生活质量，没有什么可讳言的，现在新妈妈们对阴道恢复程度的关注几乎不输于对身材恢复的关注。所以产后会积极锻炼阴道，使之尽量恢复到接近产前的状态。

孕期做的凯格尔运动对产后阴道恢复弹性也是有效的，可以继续做，随时随地锻炼。另外走路的时候可以有意识地夹紧大腿内侧和会阴肌肉，夹不住的时候放松，然后再夹紧，也可以学习模特走猫步，都能锻炼到阴道肌肉。

阴道除了肌肉松紧度恢复需要较长的时间，需要到产后3个月才能初见成效，其他都是比较快的。阴道的直径在产后第1周就基本跟分娩前没什么差别了，在产后第4周，内壁的褶皱会再次形成，外阴也逐渐恢复到原来的样子了。

如何护理会阴部位

分娩时，由于胎儿压迫会阴部，以及医生助产时在会阴部的操作，产后新妈妈会阴部常会发生充血和水肿，有的可能还有不同程度的会阴部撕裂伤或会阴侧切伤。另外，由于产后新妈妈阴道内不断有恶露排出，若不注意加强会阴部的护理，易引起会阴部乃至生殖系统的感染。

新妈妈应注意会阴部的清洁，产后每天至少要在专用的清洁盆中清洗会阴部2次，冲洗一般用温开水即可，不需加其他药物；若有会阴部撕裂伤或会阴侧切伤口，则可用温开水或1：5 000的高锰酸钾溶液冲洗，并在每次大便后加洗1次。每次冲洗后都要更换会阴垫，会阴垫要用经过消毒的，并要勤洗会阴，勤换会阴垫，避免感染。

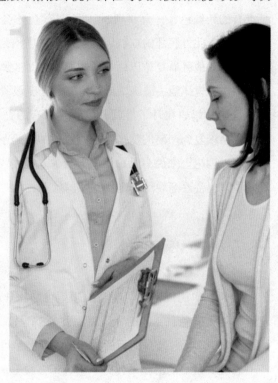

会阴部肿胀明显的新妈妈可用温热毛巾热敷，以助消肿，每天3次，产后5~6天开始；也可用1：5 000高锰酸钾溶液温水坐浴，每晚1次；还可以遵医嘱选用中药水淋洗。

分娩造成的会阴部损伤完全愈合需2周时间。此后可改为每天用温开水清洗会阴1次，同时要注意会阴垫及内衣、内裤的清洁卫生，勤换勤洗，洗后在阳光下充分曝晒，以杀灭细菌，预防感染。

头发、皮肤的恢复最慢

分娩后新妈妈皮肤上沉积的色素不会马上就消退，妊娠线还是很明显，脸上或多或少有些妊娠斑，腹部、大腿、臀部、乳房上有深深浅浅的妊娠纹，头发比孕前浓密，这都是孕期激素水平的变化造成的，在产后会逐渐恢复到孕前的状态。

妊娠线在孕前就是有的，孕后只是加重了，产后会再次减轻，对新妈妈的影响几乎没有，而且产后6周就会变淡很多。但妊娠斑要消退到孕前状态，恐怕要等到6个月以后。为了让这些斑消失得更快一些，新妈妈最好在产后补充足量的维生素C和B族维生素，可以多吃蔬菜和水果，另外吃一些粗粮如玉米、小米等。如果新妈妈妊娠斑较严重，可以咨询医生看是否需要口服维生素C和B族维生素制剂。另外，出了月子后，新妈妈在户外的时候不要长时间待在阳光下，这样不利于妊娠斑的消退。如果在产后6个月，妊娠斑还没有消退，且比较严重，那说明身体内部出了一些问题，可以找中医调理一下。

妊娠纹相比妊娠斑更难完全消失，而且消退的速度也较慢，在整个月子里都是难看的紫红色，一直要到2年以后，颜色才会变成浅浅的白色，不仔细看就不会注意到了。此外腹部的皮肤因为肌肉一下子松弛了，也变得特别松弛。腹壁肌肉会在子宫及其他脏器复位以后有所收紧，但是收紧程度可能不大，需要新妈妈日后认真、勤快、规律地去锻炼，最终恢复的程度跟锻炼的强度和时间有关。

有的新妈妈在月子里就开始脱发，有的是在几个月后才开始脱发，但最终发量还是会恢复到产前的状态。这些脱掉的都是孕期因为激素原因"服役超期"的头发，所以理论上来说头发总体不会变少。妊娠线附近在孕期长出的很多黑色毛发，在月子里也会逐渐脱落，恢复到孕前状态。

产后运动不要过度

产后新妈妈的塑形、瘦身的愿望可能比什么时候都迫切，但是一定要控制自己，不能太着急，身体的完全复原要等3个月，如果太早做大量运动，超过了身体承受极限，塑形、瘦身的目的是达到了，但是可能会留下一系列的健康问题。

首先，最可能的就是内脏下垂、子宫脱垂，进而引起各种妇科疾病。

其次，子宫内膜在产后有比较大的伤口，需要静静愈合，如果总是大量运动，拉扯子宫内膜，伤口愈合就会延迟，恶露时间自然延长。

另外，此时的身体虚弱，肌肉、关节都比较松弛，平衡性不太好，如果运动幅度过大很容易摔倒，造成新的损伤。所以产后剧烈运动即使达到了瘦身的效果，于健康而言，也是无论如何都不划算的。

其实，在产后只要不暴饮暴食，不过度地休息，而是适当做些家务，带带宝宝，到处走动走动，大多数新妈妈都能在月子里保持住体重不大幅度增加。这就为以后减重、塑形奠定基础了。出了月子以后，活动内容增加了，带宝宝的重任就会逐渐由新妈妈自己一力承担了，到时候想不瘦都难。带宝宝耗费的体力是相当惊人的。如果喂母乳，瘦得会更迅速。哺乳期里新妈妈夜里还要喂奶，基本休息不好，这也是变瘦的一个因素。更何况，泌乳本身就会消耗很多能量。所以根本就不用担心瘦不下来。

月子里的运动或家务都不要过度。在产后1周时做的那些塑形锻炼，运动强度小，月子里还可以持续做。此外可在室内各个房间走动走动。在产后2周左右，开始做些简单、轻松的家务活，叠衣服、擦桌子、整理床铺等，新妈妈不仅不会累着，还能锻炼肌肉和关节、韧带，且都是有一定的塑形效果的。而一些重活比如取放重物，还有一些需要长时间保持一个姿势的家务，比如做饭，最好不做，或仅配合别人做一部分。特别提醒一些有洁癖倾向的妈妈，对家里一些比较脏乱的情形，最好采取视而不见的态度，也可以指挥别人去收拾，自己不要长时间去做。如果必须做，可以把家务分成几个部分，今天做一点，明天做一点，好过一下子全部收拾。

月子里锻炼的原则是适量和适度。运动的节奏就是想起来了做做，做到不想做了就停下，不要强迫自己，不要定量，不要定目标。定量、定目标的锻炼是不适合坐月子的新妈妈的。运动的强度不能太大，散步这样的强度是最适合的，跑、跳、摇呼啦圈都不适合。还有一些瑜伽动作，如果拉伸幅度较大，那就不要在月子里做，可以做一些拉伸幅度小的。

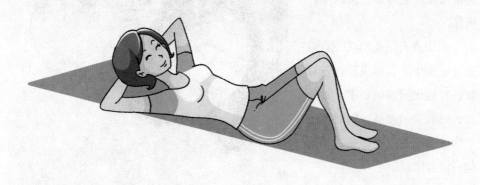

爱心小贴士

产后恢复期间不适合大量运动，其实也不适合做太多、太繁杂的家务，最好也不要太早独自带宝宝，身体太疲劳容易诱发心理问题，影响泌乳及子宫恢复。月子里还是要有专门的人照顾才好。

产后42天内不宜恢复性生活

产后42天内是不适合恢复性生活的，最早恢复性生活也要在满42天后，最好是3个月后再恢复。如果过早恢复性生活，可能给新妈妈的健康留下一些隐患。

第一，性生活会产生一些卫生问题，即使比较注意，伤害也是难免的。尤其是月子前期，子宫颈还没有完全闭合，一旦有污染，就很容易进入子宫，造成感染。同时，产后新妈妈身体虚弱，抵抗力比平时弱，一些致病菌，平时可能能抵御，不会致病，现在则不一定。所以即使子宫颈已经闭合或者恶露已经排尽，月子里还是不应该有性生活。

第二，新妈妈的阴道在分娩时有一定的损伤，需要在月子里慢慢恢复，如果过早恢复性生活，阴道受到的刺激太强烈，可能导致阴道内撕裂，增加大出血的风险。

第三，新妈妈的精力不允许。刚分娩完本来就很疲累，再加上频繁哺乳，夜里睡不好，就更累了。所以有点时间还是睡觉好了。休息好，把能量用来恢复身体、帮助泌乳更好。

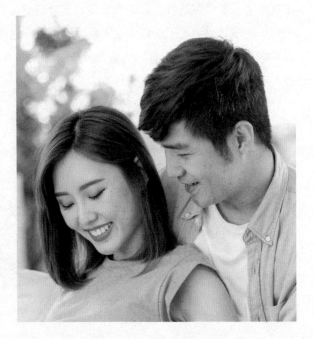

由于进入孕晚期就一直需要避免性生活，如果新爸爸对新妈妈提出同房的要求，首先新妈妈要表示理解，同时要耐心给他讲清楚这些弊端，相信他一定会体谅。

爱心小贴士

产后满42天，如果新妈妈身体恢复很好，可以尝试恢复性生活，只是不要太激烈。另外一定要做好避孕，因为排卵在月子期过后随时都可能发生。

坐月子"老"传统和"新"做法

我们中国人坐月子有很多老传统，很讲究，但是讲究的不一定是科学的，对产后恢复不一定有利。这些传统不是没有道理，只是现在生活条件变了，已经不适用了，所以应该持科学的态度，有利的一面接受、继承，不利的一面就可以摈弃。

◎ 坐月子传统一：整个月子都要待在床上，不要下地

这个传统做法是为了防止新妈妈在月子里脚底受凉，脚底受凉会导致以后腿疼、小腹痛等毛病。另外，过去认为新妈妈的筋骨脆弱，需要好好静养，如果总是走动会影响恢复。

现在看来，月子里脚底是不应该受凉，但是不见得不能下床。过去不准新妈妈在月子里下床是因为以前都是平房，寒气从地底下传来，如果长时间站在地上的确容易受凉。但是现在基本上家家都是楼房，地上已经不那么凉了，鞋的保暖性也都很好，所以没有必要整个月子都待在床上。而筋骨需要静养，也需要活动来锻炼。所以，新妈妈要适时适度地下床活动，否则分娩时拉长、变软的肌肉得不到锻炼，弹性是难以恢复的，这对身体健康很不利。另外，脚跟的脂肪垫如果太长时间没走路会变厚，再次下地时，会有酸痛感。因此，产后3天就要下床走走，开始在床周围走动，以后慢慢发展到在家里各个房间自由走动。

◎ 坐月子传统二：整个月子期不能洗头、洗澡

这个传统的来源是人们认为在产后，新妈妈洗头、洗澡时易受风寒湿邪侵袭，留下畏寒怕冷的毛病。其实这个问题在现代也应该不存在了，一般家庭保暖条件都不错，浴室里有浴霸，洗完头还可以用吹风机吹干，风寒湿邪入侵的概率不高，洗澡、洗头是不会留下毛病的。

事实上产后更应该洗头、洗澡。分娩时，新妈妈流了许多汗，如果再在坐月子期间不洗澡、不洗头，留在皮肤表面和头发中的汗液滋生细菌，对产后免疫力减弱的新妈妈和本身免疫力较低的宝宝都是威胁。另外，整月不洗澡、不洗头，毛孔得不到及时清理，新陈代谢会受影响，也是会导致新妈妈产后恢复不良的。

◎ 坐月子传统三：月子里不能刷牙

月子里不能刷牙是因为分娩后牙齿有所松动，过去认为月子里刷牙会加重对牙齿的伤害，将来可能会牙痛或过早脱落。这个说法有一定的道理，但是长时间不刷牙，口腔中会不断滋生细菌，会影响自身健康，所以刷牙也是必需的。

◎ 坐月子传统四：月子里要穿厚衣服、戴帽子保暖

这还是出于产后女性容易被寒邪入侵的考虑，过去认为月子里一定要穿厚衣服并且戴上帽子保暖。这也不符合现在的情况了，如果真的整个月子期都这样做，新妈妈每天会出很多汗，也会滋生细菌，如果没有及时更换干净衣服，任由湿衣服自己蒸干，反而会受寒。所以，穿衣服不能太厚，要跟室温相吻合。

◎ 坐月子传统五：月子里不能看书、看电视

这个传统出现的原因是人们认为眼睛在分娩中也会变得脆弱，如果月子里长时间看书、看电视会让视力下降，将来老了以后视力会更不好，更早出现老花眼、迎风流泪等。分娩时眼睛的确有所损伤，在月子里应该注意不要过度用眼。

由此来看，坐月子传统的出发点是正确的，都是出于保护产后虚弱的筋骨、体质的目的，只是做法应该与时俱进地改一改，要更符合当下的情况，应更科学才对。

月子里应该有什么样的休养环境

这里所说的环境，主要是指室内环境。室内环境安静、整洁、舒适，有利于新妈妈休养；若杂乱无章、空气污浊、喧嚣吵闹，会使新妈妈的身心健康受到很大影响。优美的环境既有利于新妈妈休息，又能调整新妈妈的心情，使其心情愉快、早日康复。新爸爸及其他家庭成员应该为新妈妈的休养环境做出以下几方面的安排。

◎ 要清洁卫生

俗话说"干干净净，没灾没病"，这话很有道理，也是新妈妈防病保健的重要内容。新妈妈在月子里几乎整天都在室内度过，室内环境一定要打扫得非常干净。

◎ 要温度适宜

以"寒无凄怆，暑无出汗"为原则，即冬天室内温度18～25摄氏度，湿度30%～80%；夏天室内温度23～28摄氏度，湿度30%～60%。新妈妈不宜住在敞、漏、湿的寝室里，因为新妈妈的抵抗力较低，居室更需要保温、舒适；使用空调时，温度不宜过低。如果使用电风扇，不宜直吹新妈妈。新妈妈居室采光要明暗适中，随时调节，要选择阳光照射少和朝向好的房间做居室用，这样夏天可以避免过热，冬天又能得到最大限度的阳光照射，使居室温暖。

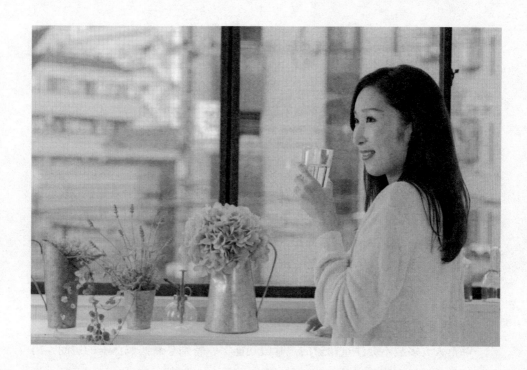

◎ 要保持室内空气清新

空气清新有益于新妈妈心情愉快，有利于休息。不要紧闭门窗，要定时开窗换气，保持空气清新。新妈妈要避风寒和潮湿，但避风寒和潮湿不等于紧闭门窗，特别是在盛夏季节，紧闭门窗往往会导致新妈妈中暑。其实，无论什么季节，新妈妈居住的房间都应适时开窗保持空气流通和干燥。

◎ 要保持室内安静

减少噪声，不要大声喧哗，避免过多亲友入室探望或过多的人来回走动，以免造成噪声污染，影响新妈妈休养。

◎ 摆放花草

室内用具要摆放整齐，可以摆放鲜花、盆景，以营造温馨怡人的家居环境。如果新妈妈对某种植物有过敏反应，应注意对绿植的选择。

新爸爸必须理清的家务头绪

家有坐月子的娇妻和初生的宝宝，很多新爸爸也会经历一个疲惫不堪、仪表不整、外形憔悴的过程——毕竟是家庭添加新成员的大事，难免有些忙乱，重要的是应当忙而不乱，理清家务事里面的头绪。下面这些细节，新爸爸应当时时注意。

◎ 回避争吵

有专家认为，夫妻间发生的争吵有一定益处，能帮助新爸爸、新妈妈减轻心理压力。但值得注意的是，如果在坐月子阶段发生争吵会使矛盾升级，从而伤害到夫妻感情。因为在坐月子阶段，新爸爸、新妈妈把全部关爱奉献给宝宝，容易忽略对彼此的关爱，容易因一点小事而不愉快。因此，新爸爸、新妈妈要尽量宽容地对待彼此。

◎ 注意房间通风

都市人大多数不会注重门窗的"呼吸功能"，特别是新妈妈休养的房间，门窗整天都关得死死的。如果房里还存放着一包一包的垃圾，经过一昼夜，睡在里面的人，势必一大早起来就会头昏脑涨，对家人的健康都不利。因此，新爸爸时时刻刻不要忘记给室内换气通风，畅快地呼吸新鲜空气会使人精神振奋，情绪好转。

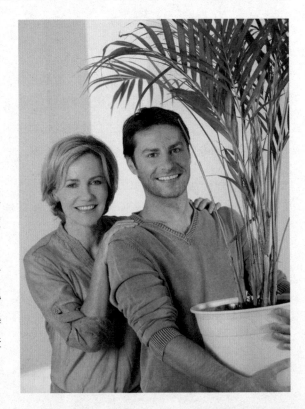

◎ 丢掉家中包装袋、杂物

虽然只多了一个宝宝，但是家中一下子会变得像个"垃圾场"一样。要立足于"现在、马上"就做，而不是"再等一等"，只要看到有杂物，立刻把乱放的包装袋或杂物一起收集起来全丢掉，暂时不用的用具放进壁橱，不穿的衣服放进衣柜。

◎ 家中不要有隔夜垃圾

宝宝最大的特点就是排泄物多，一次性纸尿裤很快会换下一大包。为了健康，为了新妈妈拥有好心情，一定要每天扔垃圾，及时处理垃圾。

◎ 清理出通道

添置了儿童床、婴儿车、学步车及各种玩具，家里几乎要变成仓库。在家里走动也要东躲西闪的，不小心还会踢翻垃圾袋。听到电话响，竟然要在奶瓶、水杯、湿纸巾、婴儿油、育儿书等物品中找半天。新妈妈难免会烦躁、不开心，所以新爸爸无论如何也要在家里清理出走动时不会碰撞到各种物件的通道。

◎ 待洗衣物不放在卧室

新妈妈出汗总是很多，换下来的衣服，加上宝宝尿湿的衣服和被褥，堆积在卧室内既不好看，气味也不好闻，脏衣物一定要当天洗。要记住，新妈妈坐月子的卧室，是影响个人情绪最快速、最大的空间，绝对不要把这个环境弄得杂乱无章，惹得新妈妈生气、哭鼻子。

◎ 床头放一杯水

上面要求做到的细节，可能都会有人代劳——慈爱的母亲、勤劳的岳母或手脚利索的家政服务人员，但只有这一点，新爸爸一定要亲力亲为：时时刻刻想着，为妻子准备一杯润喉用的温开水，这体现着做丈夫的关怀和周到。

因为总是惦记着给宝宝换尿布、喂奶，新妈妈睡眠质量会非常不好。长期缺乏睡眠的新妈妈，一定特别容易生气，动不动就会火冒三丈。如果做丈夫的随时把一杯温开水放在床头，每天睡觉前都把水换新，就有助于缓解新妈妈的情绪。

新妈妈怎样卧床休息最好

同常人相比，新妈妈要多卧床休息，那么怎样卧床休息才是最好的呢?

卧床姿势分侧卧、仰卧、俯卧、半坐卧、随意躺卧等。新妈妈卧床休息必须要讲究姿势、方法。这是因为产后新妈妈身体虚弱，气血不足，产前子宫、脏器、膈肌发生移位。产后这些器官要恢复到原来的位置，子宫要排出恶露，因此必须保证充分休息尤其是卧床休养，才有利于气血恢复，有利于恶露排出，有利于子宫、脏器、膈肌等下降归位。中医十分重视产后卧床休息的姿势及养神方法。历代著名中医学家均主张以下卧床休息方法。

分娩完毕，不能立即上床睡卧，应先闭目养神，稍坐片刻，再上床背靠被褥，竖足屈膝，呈半坐卧状态，不可骤然躺倒平卧。闭目养神，目的在于消除分娩时的紧张情绪，安定神志，解除疲劳。

半坐卧目的在于使气血下行，气机下达，有利于排出恶露，使膈肌下降，子宫等脏器恢复到原来的位置。

在半坐卧的同时，还须用手轻轻揉按腹部，方法是以两手掌从心窝下擀至脐部，在脐部停留做旋转式揉按片刻，再下擀至小腹，又做旋转式揉按，揉按时间应比下擀时间长。如此反复下擀、揉按10余次，每日2～3遍，即可促进恶露、瘀血排出，还可避免产后腹痛、子宫出血等症，有利于子宫复原。

清代中医学家尤乘告诫："产后上床，只宜闭目静养，勿令熟睡。"

历代中医学家还主张：刚生产不可立即上床熟睡，应先闭目养神。这些历代中医学家的宝贵经验，新妈妈应该予以重视。

新妈妈宜睡硬板床

据《家庭医学》期刊报道，三个新妈妈因产后睡过软的床垫，引起骶髂关节错缝、耻骨联合分离等骨盆损伤。这三个新妈妈均属足月顺产，生产时没有造成骨性产道损伤，而且产后前几天身体皆正常；损伤都是在软床垫上翻身起坐时发生的。

为什么新妈妈睡过软的床垫，会导致骨盆损伤呢？因为卵巢会于妊娠末期分泌一种激素，称松弛素，此物质有使生殖器官中各种韧带与关节松弛的作用，有利于分娩。由于松弛素的作用，产后的骨盆会失去完整性、稳固性，而致使骨盆松散，加上床垫的松软性、弹性好，使人体左右活动都有一定阻力，极不利于新妈妈翻身坐起。若新妈妈急速起床或翻身，就很容易造成骨盆损伤。为此，建议新妈妈产后睡硬板床，如没有硬板床，则宜选用较硬的弹簧床垫。

新妈妈的被褥与衣着有什么要求

新妈妈的衣着、被褥应随着四时气候变化进行相应的增减。具体来说，新妈妈坐月子时的衣着应注意以下几点。

新妈妈的衣着以选择棉、麻、丝、羽绒等制品为宜，这些纯天然材料十分柔软、透气性好、吸湿、保暖。

有些新妈妈怕产后发胖，体形改变，即以束身衣服来掩盖已经发胖的身形，穿紧身衣服，进行束胸或穿紧身牛仔裤。这样的装束不利于血液流通，特别是乳房受压迫极易患乳腺炎。正确的做法应该是衣着略宽松，贴身衣服以棉布衣为好。剖宫产新妈妈在手术后的7天内最好使用束腹带包裹腹部，可以促进伤口愈合，腹部拆线后不宜长期使用束腹带。

产后因抵抗力有所降低，新妈妈衣着应根据季节变化注意增减。天热不一定要穿长袖衣、长裤，不要怕暴露肢体。如觉肢体怕风，可穿长袖衣。但夏季应注意防止长痱子或中暑。即使在冬天，只要屋内不漏风，新妈妈也不要包头或戴帽子。冬天的被褥要适当加厚，要勤晒，以便保持温暖、舒适、洁净。

新妈妈在哺乳期应穿戴合适的窗式结构的棉制吸水胸罩，以起到支托乳房、方便哺乳的作用。

衣着要常换、勤洗、勤晒，特别是贴身内衣更应该常换洗。内裤在产后10天内最好一天一换，内衣也要两天一换，以保证卫生，防止污染。

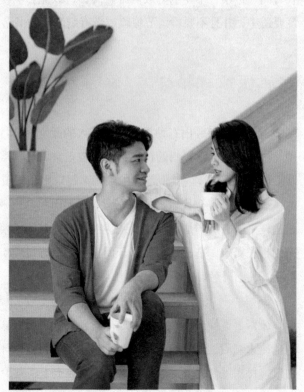

新妈妈以穿布鞋为佳，勿穿硬底鞋，更不要穿高跟鞋，以防产后足底、足跟痛，或下腹酸痛。此外，还要注意足部保暖，尤其是在冬季，即使是在室内活动，也一定要穿柔软的棉拖鞋，最好是带脚后跟的，不要穿无后跟拖鞋。更不要赤脚，以防受凉感冒。

新妈妈应注意眼睛的保养

有的新妈妈在月子里喜欢一边给宝宝哺乳，一边看电视。新妈妈如果在身体尚未康复的时候就长时间看电视，容易导致双眼疲劳、视线模糊。且产后新妈妈身体虚弱，供血不足，易发生屈光不正等眼病。眼部肌肉如果长期处于紧张状态、调节过度，就会出现头痛、胸闷、恶心、眼睛胀痛、畏光等症状。

新妈妈应当减少看电视的时间，尤其是分娩后的1周内最好不看电视。1周后每天最多可看半小时，随着身体不断地康复，在以后的日子里每天可逐渐延长至1小时。这样安排有利于调节生活，又不会影响身体的康复，避免眼疾的发生。

十月怀胎、分娩及产后哺乳，新妈妈确实很辛苦。所以此期间应以休息、适量活动和增加营养为主。产后1周，是使分娩时的疲劳慢慢得到消除的重要时期。过了这周，有空闲的时间，新妈妈可以半坐起来看书，但只能一目十行地、粗略地看一下大标题，不能像孕前那样看书。3周以后，可以短时间看一会儿书籍，但不能长时间、过累，不要躺着或侧卧着阅读，以免影响视力。光线不要太强或太暗，亮度要适中，并且不要看情节惊险或带有刺激性的书籍，以免造成精神紧张。

新妈妈这样护牙

健康人的口腔内有种类和数量惊人的微生物，常见的微生物有乳酸杆菌、链球菌、白念珠菌。新妈妈的机体抵抗力较正常人低，需经过一段时间方可复原，这种状态使口腔及机体内其他部位的致病菌得以生长繁殖，易导致感染。

新妈妈由于分娩后需要补充营养，因而甜食比平时吃得多，面食、肉类的摄入量也较平时有所增加，食物及残渣在牙缝和口腔内残留的机会较多，更加速了致病菌的生长繁殖，造成牙龈炎、牙周炎、龋齿等口腔疾病。所以，新妈妈应该从产后的第1天就开始刷牙、漱口。

新妈妈刷牙最好选用刷头小、刷毛质地柔软、轻便的牙刷，使用时不会伤害牙龈。牙膏要选择刺激性小的普通牙膏，如无口腔疾病，一般不宜选用药物牙膏。为避免冷水刺激，新妈妈应当用温水刷牙、漱口。刷牙时动作要轻柔，宜采用"竖刷法"。每次进食后都要漱口，以保持口腔卫生，减少母婴之间的感染。

漱口方法有盐漱、含漱、药液漱。盐漱是指每天早晨把约3克盐放进口中，用温水含之，使盐慢慢溶化，并冲洗牙齿。这样做可以使牙齿牢固，避免松动。含漱是指每次饭后，用温水漱口几遍，清除口腔中的食物残渣。药液漱是指将中草药水煎或水浸泡后，用药液漱口。漱口的药液要根据新妈妈的不同需求，有选择地使用。

坐月子期间不宜使用束腹带

绝大多数女性在怀孕之后，体形都发生了很大变化，如身体发胖、腹部隆起、臀部变宽、大腿变粗。产后进补过量，活动量减少，体形会变得更加臃肿。所以有不少新妈妈担心自己体形变得难看，刚生下宝宝后，就迫不及待地使用束腹带或紧身内裤，把腰部、腹部、臀部裹得紧紧的，以为这样做就能使体形恢复如初。但这样做不仅不利于恢复，反而会影响生殖器官及盆腔组织的复原，造成疾病。

女性盆腔内生殖器官靠各种韧带及盆底支持组织维持正常位置。在妊娠期，随着胎儿的生长发育，母体各个系统均会发生一系列适应性变化，其中生殖系统变化最大，尤其是子宫，容积和重量分别增加至孕前的1 000倍和18～20倍；分娩后，子宫开始复原，10天左右可降入骨盆内，但需6周才能恢复正常大小。而固定子宫的韧带，因孕期的过度伸展，比孕前略松弛；阴道及盆底支持组织，因分娩时的过度伸展、扩张及损伤，弹性下降而难以完全恢复到产前状态；因受孕子宫膨胀的影响，产后腹壁松弛，需6～8周方可逐渐恢复。

因此，顺产的新妈妈，产后用束腹带或穿紧身裤，不仅无助于恢复腹壁，反而会使腹压增加，盆底支持组织及韧带对生殖器官的支撑力下降，导致子宫脱垂，子宫严重后倾、后屈，阴道前、后壁膨出等症。由于生殖器官正常位置的改变，会使新妈妈盆腔血液流动不畅，抵抗力下降，从而更易发生盆腔炎、附件炎、盆腔瘀血综合征等各种妇科疾病，严重影响新妈妈健康。

不要盲目节食或吃减肥药

节食是瘦身绕不开的环节，但是这不适合月子里的新妈妈。月子里新妈妈需要大量的营养来帮助身体恢复，促进泌乳。如果盲目节食，对健康很不利。

❶ 分娩给新妈妈的身体遗留的各种创伤会因为没有足够的蛋白质而愈合不良，各受损的器官因为没有能量的支持也会恢复不佳。

❷ 泌乳需要大量的蛋白质和能量，还要求各种营养素尤其是微量元素种类要丰富、全面，量也要充足，节食就不能满足这些需求，最终影响宝宝发育。

❸ 分泌乳汁消耗的能量和营养，因为节食不能得到及时补充，新妈妈自身身体也会变得虚弱。

所以月子里节食是不应该的。如果强行节食减肥，瘦肯定是能瘦下来的，因为这段时间本身消耗大，再节食，瘦是比较容易的。但是同时也会带来一些自己不想看到的后果，一些新妈妈就因为月子里节食而造成低血糖、贫血、脾胃虚弱、免疫力差等，得不偿失，追悔莫及。

不过，不能节食不代表就要无所忌惮地吃，如果新妈妈胃口太好，控制一下食量还是应该的。月子里餐次比较密集，如果按照平时的饭量吃每一顿，很容易就过量了，所以每顿可以不用吃那么饱，有七八分饱就够了，最好别吃撑，更不能顿顿吃撑。即使只吃七八分饱，还没到饿的时候，下一顿饭就又来了。

其实那些孕期积累的脂肪本来就是为泌乳准备的，所以会被泌乳慢慢消耗掉。而且很多新妈妈在宝宝断奶后会开始新一轮掉体重的过程，不需要刻意去减肥。

特别说明月子里吃减肥药是非常不明智的。减肥药一般是通过两种途径减轻体重，一是抑制食欲，二是增加排泄。抑制食欲会让新妈妈吃不多，那些营养跟不上导致的毛病就会都来了。而增加排泄也就是要让新妈妈增加排便量，甚至会腹泻，而月子里新妈妈的肠胃功能是比较弱的，腹泻直接会加重肠胃负担，破坏肠道健康，那就是问题了。还有一点，减肥药中的成分经代谢可能会进入乳汁，万一对宝宝产生不良影响，就更麻烦了。

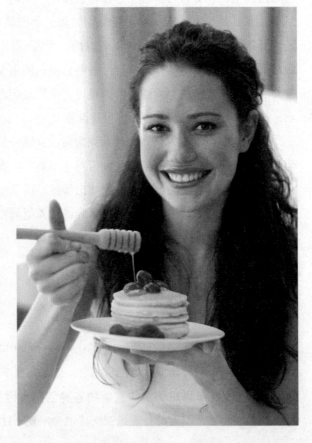

帮助恢复身形的运动

分娩被很多新妈妈形象地说成是"卸货"，分娩的确是会掉很多体重，胎儿、胎盘、羊水加起来大约就有5千克，所以以分娩完体重就会降5千克左右。肚子会一下子瘪下去不少，如果新妈妈原本就偏瘦，肚子会变得扁平，若新妈妈本来就是偏胖型的，产后肚子还是会比较大，有的甚至仍然像怀孕5个月左右的。

接下来新妈妈出汗和尿特别多，这是在排出体内潴留的水分，在消水肿。水肿消退后体重也会有比较大幅度的减轻。但减重后不等于身材恢复，现在肌肉都比较松弛，要想身材恢复，离不开运动和锻炼，大腿、胳膊和臀部堆积的脂肪需要慢慢消耗。只要锻炼得当，在产后半年内身形恢复到孕前状态还是很有希望的。

产后2周，塑形的重点可以集中在腰、臀、腹部。产后1周做的那些动作还可以继续做，活动量不够了，可以再加点，以下这些都可以。

◎ 收腹的运动

❶ 平躺，双手抱住后脑，双腿屈曲，双脚平放在床上，腹部用力，抬起上半身，然后再躺下，每天做2次，每次做10个。

❷ 平躺，头下枕一个略高于肩的枕头，屈膝，双脚分开与髋同宽，双手臂交叉，两手分别放在对侧腹部，尽力探向床面，慢慢呼气，收紧腹部，头颈和尾椎同时向上抬起，头颈离开枕头，尾椎离开床面，边抬起边双手向腹部中间推，用些力，感觉所有肌肉都推向了肚脐，然后呼气，吸气，放松，身体回位，再做下一组，每次做10组。

双手交叉推挤腹部肌肉的动作也可以在做腹式呼吸的时候做，在呼气的时候推挤肌肉。

❸ 平躺，屈膝，双脚分开与髋同宽，双手放在身体两侧，呼气，收缩下腹部和臀部，将身体由尾椎带动其他椎骨一节一节向上卷起，直到整个臀部离开床面，吸气，由颈椎到尾椎一节一节地放下，身体回到原位，开始时每次做6~7个，以后可以做到12~15个。

◎ 收腰的运动

❶ 站立，双脚并拢，双手叉腰，以脊柱为中心，转动胯部划"8"字，顺时针起划10个，逆时针起划10个。洗脸、刷牙的时候可以同时进行。

❷ 站着、坐着或者跪着，双臂向身体两侧平伸，扭腰，先由左向右转90度以

上，回到原位，再由右向左转动腰部90度以上，每次做10个。

◎ 翘臀的运动

❶ 坐在椅子上，臀部放在椅子前端1/3处，上身挺直，双脚并拢，然后缓慢地抬起脚后跟，再缓缓放下。只要不累、不烦就一直做。

❷ 跪趴在床上，脊背保持平直，先抬起左脚，让左脚尽量贴近腰部右侧，做10个，然后换右脚再做10个。

◎ 全身的运动

另外，还有两个动作可锻炼到全身肌肉，经常锻炼能拥有比较好的体态。一些产前有驼背含胸毛病的新妈妈锻炼更有好处。

❶ 站立，双脚并拢，双臂伸直在头顶上方，两掌心相对，头颈保持直立，坚持5分钟。

❷ 找衣柜门、房间门等直立面，靠在上面，脚后跟两点、小腿肚两点、臀尖两点、肩膀两点以及后脑勺一点，全部紧贴在直立面上，坚持5分钟。

坚持锻炼，能练出挺拔的体态。另外，日常家务劳动消耗脂肪的功力很强大。做家务时就可以顺便塑形，只要在做家务时注意动作就行了。这些家务出月子后新妈妈都可以慢慢去做了。

拖地：双手伸直握住拖把中段，腰弯下，与大腿成90度，腰腹前后左右摆动，带动手臂用力，手臂带动拖把拖地。这样做可以有效锻炼腰腹，收紧腰腹肌肉，同时大腿和手臂肌肉也可以得到拉伸。

擦洗、整理：擦洗家具或者收拾餐桌的时候，脚待在一个地方不动，然后以此为原点，向前后左右探身，伸长手臂去擦洗远处的家具，直到够不着了再挪地方，可以拉伸手臂、腰腹、大腿等处肌肉。

叠衣服：叠衣服的时候不要弯腰，改为扎马步。把衣服铺在桌子上或者床上，扎马步，降低身高，手降到合适的高度，就可以了。累了站起来歇歇，休息好再叠。这样能很好地拉伸大腿肌肉，可锻炼出很好的大腿外部轮廓。

取低处东西：一些东西放的位置比较低，孕期要取的时候都是建议蹲下取，产后建议就直接弯腰取，够不到就稍稍分开腿，可以拉伸大腿后侧的肌肉。

所以，塑形是时时处处都可以进行的，偶尔拿出一点时间和精力专门锻炼一下，时间久了一定会有明显效果的，贵在坚持。

合理饮食有助瘦身

产后瘦身跟平时瘦身一样，合理饮食是基础，除了饮食量合理，最重要的是饮食结构要合理。

月子食谱合理，新妈妈没有额外的体重增加，瘦身就容易得多，因为这段时间消耗的确很大。一般哺乳妈妈每天摄入2 500~2 800卡路里，不哺乳的妈妈在此基础上减少500卡路里，这样摄入的能量就会跟消耗的能量抵消，不会造成营养过剩，不再增胖，这样瘦身基础就打好了。如果新妈妈懒得查食物的卡路里，可以照着以下的量安排：每天全谷类食物4~6碗、低脂牛奶2~3杯、鱼肉豆蛋类一天4~5份、青菜一天2~3份、水果一天2~3份。这样安排，一般不会超标。

如果新妈妈食量比较大，以上的供给量可能不能满足需求，建议在饮食种类上做进一步选择和搭配。但无论如何要注意以下两点。

◎ 高脂肪的食物要少吃

不要喝太多高脂肪的浓汤，如果油太多，喝之前要把油脂撇掉。另外可选择营养足却不发胖的食物代替那些虽有营养但是更容易发胖的食物。比如肉，猪肉脂肪含量最高，次之羊肉，次之牛肉，再次之鸡肉，最后鱼肉，那么就尽量多吃鱼肉和鸡肉，少吃猪肉，摄入脂肪就少了。然后作为蛋白质丰富的食物，鸡蛋的脂肪含量也比肉类少，可以多吃蛋，少吃肉。

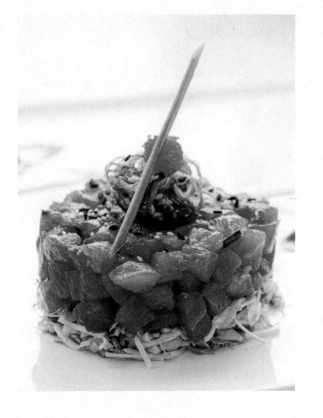

◎ 不要吃太多主食

主食中的糖类含量高，都会转化成能量，不应该过量

---

* 　1卡路里≈4.19焦。

吃。但是食量大的新妈妈总是更喜欢吃主食，建议把部分主食改成蔬菜。蔬菜同样能填满胃，产生饱腹感，但是转化出的能量却很少，也就不会胖了。所以吃太多的时候就多吃些蔬菜，少吃主食是不会错的。另外新妈妈在吃饭的时候尽量先吃菜，后吃主食，这样可以避免吃太多主食。还有一个招，就是饭前喝汤，一碗汤下去，胃里空隙就变小了，自然能少吃点。

不过要提醒一下，主食少吃是相对的，不是不吃，每顿饭主食都不应该少，每天进食的主食总量要有300~350克，否则能量不够。为了减少高脂肪和高糖类食物的摄入，可以多吃些瘦肉、鸡蛋、牛奶等高蛋白质含量的食物，另外要多吃蔬菜，既营养又不会胖，再好不过。

另外有的新妈妈爱吃零食、宵夜，建议吃的零食以水果为主，不要总吃休闲型的小食品，这些食品一般能量偏高，营养基本没有，多吃除了发胖，没有别的好处；宵夜在月子前半段还是避免不了的，出了月子，就最好不吃了；晚餐时要少吃高能量食物如蛋糕、面包等。

爱心小贴士

老人总会说给宝宝哺乳的妈妈根本胖不了，如果新妈妈仗着这点不加克制的话，很快就会后悔的，因为即使给宝宝哺乳，摄入能量太多，也有消耗不完的时候。

坐月子季节不同讲究不同

季节不同，环境不同，要想产后恢复好，不同的季节坐月子应该有不一样的关注重点。

◎ 春季

如果新妈妈坐月子的时间是在春季，一般还是比较舒适的，气候温暖宜人，室内温度也比较合适，多穿衣服也不会特别热。但是春季也有不好的地方，就是致病菌比较猖獗，如果家里总是有很多人出出进进，新妈妈容易被感染。这个季节要特别要求从外面进家的家人要先洗手、换衣服，然后才能接近新妈妈和宝宝。这个季节要多开窗通风，使室内空气保持清新。

◎ 夏季

很多新妈妈都认为坐月子夏季最受罪，因为本身汗多，还要被要求多穿衣服保暖。有些新妈妈出于逆反心理，有些贪凉，这是要不得的。夏季坐月子最好不要吃冷食、喝冷水，更不要对着空调、风扇吹，否则很容易着凉，对身体恢复不利。此外，夏季坐月子要勤洗澡，避免汗液积累，致病菌繁殖。

◎ 秋季

秋季气温怡人，但空气干燥，灰尘大，对上呼吸道刺激比较大，最好在室内使用加湿器。还有一点，秋季早晚温差大，要记得及时加减衣服，睡觉前记得关好窗户。

◎ 冬季

冬季坐月子，北方妈妈和南方妈妈有点不同，北方因为室内普遍有暖气，所以不怎么冷，保暖倒没有多大问题，只要比别人多一件衣服也就可以了。南方冬季则比较湿冷，尤其是室内，感觉更冷一些，坐月子时一定要加强保暖，可以用电暖器、热水袋等帮助取暖。

适时调节情绪，让自己快乐起来

大多数新妈妈在产后都是比较愉快的，欣然接受了自己的新身份以及由此带来的各种生活变化，但有些新妈妈在产后会出现抑郁、无聊、怨恨等不良情绪。当然这里面也有激素的作用。

对自己的情绪，新妈妈要有自觉去关注的意识，如果出现了不良情绪，要积极想办法去调整，尽快让自己快乐起来，避免发展成产后抑郁症。摆脱不良情绪，让自己快乐起来，方法还是很多的，看看下面哪种对自己更有效，就用起来。

◎ 充分休息

如果一夜没睡好，第二天起来心情特别坏，那就是需要休息了，要放下所有的事去睡觉。宝宝可以让别人去照顾，并且要把宝宝抱远一点，以免他哭的时候吵醒自己。睡饱了，心情就好了。

◎ 规律生活

作息规律、生活秩序井然的人不容易出现情绪问题，如果因为看见家里乱糟糟就生气或者总是为顾头顾不过尾、拿起这个掉了那个而生气，那就需要调整一下生活秩序了，尽量把所有事都形成一套相对固定的程序，照顾宝宝也一样。有一定的程序之后，什么事做起来就会得心应手，自然就不会烦躁了。

◎ **转移注意力**

有时候受了委屈，会不高兴，要提醒自己不能陷在这种不良情绪里，要马上转移注意力，想些别的快乐的事，也可以去听一些自己喜欢的音乐或者准备一两本笑话书，有些笑话契合了自己的笑点，是看多少次都要笑多少次的，能成功地帮自己摆脱不良情绪。

◎ **发泄不良情绪**

感觉委屈了，不要憋在心里，可以跟别人说说。不管能不能得到安慰，诉说本身就是梳理和发泄情绪的过程。说出来了，委屈感可能就消失了。况且，有时候自己觉得特别委屈的事，在别人眼里根本不算什么，完全是自己想多了，别人开导一下马上就能想通，也不委屈了。新妈妈可以找个笔记本，当不良情绪或者委屈出现的时候就把它写下来，这也是梳理自己情绪，发现问题症结所在很有效的方法，有助于自己克服情绪问题。

◎ **打扮自己**

打扮是一种能带来积极情绪的行为，能给自己带来一些自信的暗示，帮助新妈妈更肯定和欣赏自己，减少自卑和悲观情绪。相信自己是优秀的，那些不良情绪就会自然而然地消失了。

发生产后抑郁，及时寻找原因

一般来说年纪较小的和敏感的新妈妈产后抑郁的概率更大，所以更要警惕。产后抑郁的危害挺大的。抑郁时，休息不好，饮食不好，胃肠功能和新陈代谢都变差，对新妈妈自身的恢复特别不利。另外，抑郁也会危害到宝宝的安全，因为产后抑郁严重的人有时候会有伤害宝宝的行为，以此发泄自己的不满。即使没有刻意伤害，也可能会因为讨厌、怨恨等情绪而无视宝宝，这对宝宝身心健康都是不利的。

产后1周是抑郁的高发期，如果出现了相关征兆要有自觉意识，这样才能尽早调整，避免发展得更严重。这些征兆包括以下几项，如果同时符合好几项，就要当

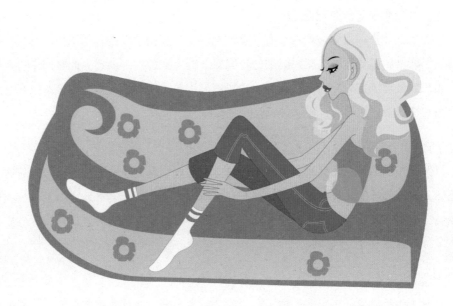

心了。

① 情绪多变，经常控制不住发怒。

② 失眠严重，难入睡，即使睡醒仍然倦怠感严重。

③ 感到绝望和无助，特别爱哭。

④ 失望感严重，对宝宝和家庭都没有兴趣和动力去关注，不想照顾宝宝。

⑤ 挫败感严重，觉得自己很失败，总是想起曾经的狼狈时刻。

⑥ 食欲时好时坏，有时候暴饮暴食，有时候看见饭菜就恶心。

如果这些症状都比较明显，已经影响到自己的生活，那问题就比较严重了，建议积极寻求专业的帮助，不要讳疾忌医，不要让事态发展得更严重。另外自己也可以找找抑郁产生的根源，找到根源对调整抑郁是非常重要的。

发生产后抑郁的心理诱因还是有迹可循的，有可能是以下几点。

◎ 心理落差太大

产前新妈妈是全家人的保护重点，宝宝出生后，大家的注意力都在宝宝身上，有些新妈妈心智不太成熟，就会嫉妒宝宝，对自己在家庭的地位感到担忧，担忧以后丈夫不爱自己了，以后不能过二人世界了，等等，进而就会情绪低落、悲观。

◎ 宝宝性别不符合自己愿望

新妈妈在产前对宝宝的性别有一定的期待，宝宝出生后一旦与期望不符，有些新妈妈能泰然接受，有些新妈妈则比较偏执，对宝宝种种不满意。此时如果再有家庭其他成员对宝宝的性别也很不满意，表现得比较明显，甚至直接埋怨新妈妈，新妈妈的情绪就会受影响，容易发展成产后抑郁。

◎ 压力大

月子里新妈妈压力陡增，需要不停给宝宝喂奶、乳汁不够、宝宝也可能有些小毛病，这些都可能让新妈妈"抓狂"。有些新妈妈还会担心远景，比如宝宝长大后读书、成家、立业等，压力无比大，而如果这些压力没有合适的渠道释放，越累积越多，就容易发生产后抑郁。

◎ 厌恶月子生活

月子生活枯燥、讲究多，新妈妈可能会心生不满，而且在单调重复又劳累的生活中，新妈妈会怀疑自己的价值，情绪不好。

◎ 身体差

健康是一切快乐的源泉所在，没了健康什么都没有了。身体差的新妈妈情绪一般都不好，产后恢复不好、有并发症的新妈妈比较容易悲伤、悲观，情绪比较低落。

如果产后新妈妈发现自己情绪不好，不妨与以上几点对照一下，看看有没有自己能对上号的，如果没有就自己再找找，抑郁虽然有激素的原因，但是心理因素还是主要的。找到原因后，多开解自己，跟家人交流、沟通，说明自己的担忧和问题，获得他们的支持，调整情绪就容易多了。

让合得来的人照顾新妈妈坐月子

月子里新妈妈的交际范围大大缩小，也不能外出，只和照顾自己的人朝夕相处，要共同照顾宝宝，还会涉及养育宝宝的观念不合问题，这就要求新妈妈要找与自己合得来的人来照顾自己。一般新妈妈跟自己的母亲相互了解程度更深，互相也比较能体谅，那母亲比婆婆更合适。但也的确有母女不合拍的，如果自己的母亲比较强势，脾气霸道，新妈妈总是处于下风，容易憋闷；而婆婆脾气比较好，更能考虑别人的感受，更通情达理，新妈妈更容易过得舒心，那就可以考虑婆婆。

如果在相处中有了矛盾，不用憋着，可以直接说出来，进行沟通。要好好说，不要吵闹。通情达理的人此时是不会计较的，话说开就好了。憋着气不说是会憋出情绪问题的。而吵闹看似解气，其实自己还会更加生气，反而更容易带来情绪问题。

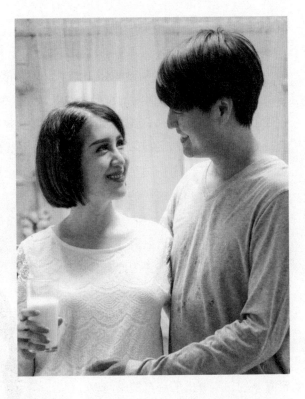

现在很多家庭都会请月嫂，跟月嫂相处也是会有矛盾产生的。有些矛盾是可以提前做好工作避免的。

首先一定要请专业机构培训出来的月嫂，这样的月嫂技术和理念都信得过，也不容易闹情绪，有了矛盾处理也比较容易。

另外，月嫂服务的范围要事先讲清楚。一般都是只照顾宝宝和新妈妈，如果要让月嫂把家人的饮食一起担当了，要提前说，达成一致。如果事先没说好，各有各的看法，势必吵架。

还有，月嫂的坐月子理念和新妈妈可能不一致，在照顾宝宝的方式方法上出现分歧，可以请教其他专业人士或查找资料再沟通，如果达不成一致可以新妈妈的理念为准，毕竟新妈妈才是宝宝的监护人。

再有一点，月嫂和新妈妈的脾气也要合，如果新妈妈急脾气，而月嫂慢性子，生气是难免的。如果新妈妈精细严谨，月嫂马大哈，矛盾也不会小。这是需要在雇佣前就考察的内容，从谈话的方式、语调中可以看出一二。

另外，老人和月嫂共同照顾新妈妈坐月子的家庭也比较多，如果老人比较霸道，老人和月嫂的矛盾也不会少，新妈妈要考虑好怎么处理老人和月嫂的矛盾，最好不要让老人在家里常住，经常来看看是最好的。

被迫剖宫产需要调整心情

被迫剖宫产的新妈妈心理创伤比较大，跟自己选择剖宫产的新妈妈是不同的。这类新妈妈都不太愿意面对剖宫产这件事，大概在手术后清醒了1小时左右才开始接受了。但即使接受了，也不能坦然，反而是比较失望，在比较长的一段时间里都会被失望和遗憾情绪所充斥。因为这种情绪，很多新妈妈都不能顺利进入妈妈的角色。另外，剖宫产妈妈一旦宝宝有什么问题，就会归责到分娩方式上，认为是因为剖宫产，宝宝才出现这样的问题的，进而出现自责情绪。

建议剖宫产妈妈产后要注意调整这种遗憾和失望，更不要为此自责。其实，不适合顺产并不意味着自己比别人差，更不意味着自己就不是好妈妈，所以没必要自责。剖宫产的宝宝在身体健康程度上跟顺产的宝宝基本没有差别，不要出了一点健康问题，就往剖宫产上想，毕竟顺产的宝宝也不是一点毛病都不会出。新妈妈可以想想，如果坚决不做剖宫产，对宝宝的伤害可能比现在的问题还要严重，这样想心情会好一些。

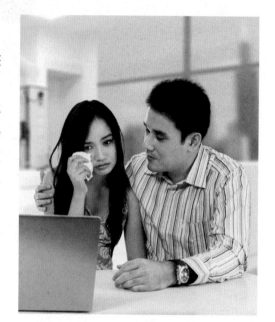

产后6～8周应做一次产后检查

怀孕期间，为适应胎儿成长，新妈妈身体会有很多变化。分娩以后，这些变化会慢慢地恢复，坐了月子，身体究竟恢复得怎么样？及时进行产后检查，就是由医生检查这些生理变化是否已经回到正常状况；还有一些产后可能碰到的健康问题，是产后检查时的重点。另外，一些出月子以后才会碰到的问题，包括哺乳问题和避孕方式的选择，也是产后检查时要考虑的重点。产后检查，在产后6～8周进行为佳。

◎ 产后问诊

产后6～8周，要到医院做一次产后检查，了解身体恢复状况。如果发现异常情况，可以及时得到医生指导和治疗。

通过产后检查，能及时发现新妈妈的多种疾病隐患，能避免患病的新妈妈对宝宝健康造成影响。

询问生产史时，医生会问新妈妈一些问题，如分娩时是否使用产钳或吸引器，分娩方式是剖宫产还是自然分娩，是否患有某些疾病，如高血压、糖尿病等。

另外，产后未分泌乳汁或乳汁少的新妈妈，则应当请医生进行饮食指导，或者给予食疗指导、药物治疗。

◎ 检查项目

产后检查的具体项目有很多，除了全身一般健康情况检查外，还有专业的妇产科检查。

量体重：如果发现体重增加过快，就应当适当调整饮食，减少糖类食物摄入量，多吃含蛋白质和维生素较丰富的食物。同时，体重增加过快者应该坚持锻炼，体重较产前偏低者则应当加强营养。体重在分娩后会减轻5～6千克，由于排尿的影响，会再减轻2～3千克，在产后的前3个月，每周大约可以减少0.5千克体重。新妈妈在生产完6～8周可以开始进行有氧运动，一星期做4～5次，可以促进心肺功能的复原。产后6个月，大部分新妈妈会回到正常体重，但实际上比孕前增重约1.5千克。而且，还得靠运动来缩紧小腹，否则即使身体瘦下来，肚子还是会突出来。

测血压：如果血压尚未恢复正常，应该及时查明原因，对因治疗。

妇科检查：医生需要检查盆腔器官，看子宫是否恢复正常、阴道分泌物的量和颜色是否正常、宫颈有无异常、会阴和阴道的裂伤或缝合口是否愈合等。这项检查有利于评判母体康复状况的评价，及早、及时发现因生产遗留的问题引发的疾病，为新妈妈的健康保驾护航。

产后检查的重点

产后检查主要内容是了解新妈妈康复情况和发现异常情况，重要的是及早发现异常，及时对症治疗。检查医师还要对新妈妈产褥期的健康情况做一个总体评价，同时医生还会从哺乳、月经复潮、性生活恢复和避孕情况等方面，因人而异地提供指导。

❶ 子宫复原及产痛。刚分娩后，子宫大约在肚脐的位置；分娩完后两天，子宫会急剧地缩小；大约产后3周，子宫就沉到骨盆腔内，摸不到；产后6周子宫就能恢复到原本的大小。如果子宫收缩不好，就容易有大量出血。

分娩过后，子宫仍然会收缩，生第一胎的新妈妈感觉还不强烈。生二胎及以上的新妈妈，产后子宫收缩所造成的不舒服，有时候比分娩还难受，称为"产后痛"。这种疼痛通常到第三天会比较缓和，但是哺喂母乳时，乳房受到刺激，子宫还是会一阵阵地收缩，不过强度没有那么强了。如果产后痛越来越厉害，或腹部、会阴伤口有红、肿、热、痛的现象，伴随发热或有严重异味的分泌物，可能就是产褥热，只要早期发现，去医院及时治疗，恢复效果会较好。

❷ 尿潴留及尿失禁。刚分娩后的膀胱，敏感性会比较差，膀胱过胀和排尿不净是常见的现象。尤其生产完后的2～5天，新妈妈会有尿量增多的现象，身体多余的水分正在排出，若没有注意到，膀胱很容易胀坏和导致泌尿系统感染。所以，即使没有想要解小便，也要定时上厕所；若排尿不畅，必要时要导尿，才不会有长期的后遗症。

尿失禁的现象和产后阴道松弛有关，随着时间的推移会慢慢恢复。大约产后3个月，大部分新妈妈的阴道都会复原。做一做盆腔的收缩运动（即凯格尔运动）有助于缩短复原时间，让松弛的肌肉恢复，不仅对产后的复原有帮助，对年纪渐增长后所导致的子宫脱垂和压力性尿失禁都有预防的作用。所以，最好能把做这种运动当成习惯，坚持做下去。

❸ 产后并发症。对于有产后并发症的新妈妈，如果患有肝病、心脏病、肾炎等，应该到内科检查。对于怀孕期间有妊娠高血压的新妈妈，则需要检查血和尿是否异常，检查血压是不是仍然有继续升高趋势。如果有异常，则应当积极治疗，以防止转为慢性高血压。

❹ 哺乳情况。哺喂母乳的新妈妈，一般在产后的3～5天，乳房会胀痛，有10%的新妈妈甚至会痛到产后14天。涨奶太厉害会发热，体温甚至会高到39摄氏度，但一般不会持续超过16个小时，只要排空乳汁就不易造成乳腺炎。如果有寒战、高热不退、心动过速，就要注意是否有乳腺炎，需要找医生检查，以便早期治疗。以下状况不适合哺喂母乳，如新妈妈有毒瘾或酒瘾、有开放性肺结核和艾滋病等、接受过抗癌治疗、服用过一些特殊的药物、婴儿有半乳糖血症。饮食上还是要特别避免一些会导致过敏的食物。

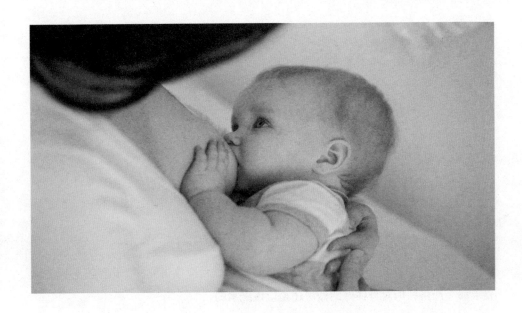

❺ 月经复潮、性生活恢复及避孕。如果没有哺喂母乳，月经在产后6～8周就会复潮。哺乳的新妈妈则不一定，早则产后两个月，晚到一年半都有可能。但产后不来月经，不意味着没有排卵，所以有的新妈妈在哺乳期同样可以怀孕。认为哺乳期是"安全期"的说法是不科学的，所以哺乳的新妈妈在恢复性生活后，一定要避孕，以免造成意外怀孕。

避孕方法可以选择用短效避孕药+避孕套、新爸爸结扎，或放入宫内节育器——宫内节育器在产后6～8周才可以放入，若太早放入可能会被排出或造成子宫穿孔。

避孕药可以挑选只有孕酮成分的避孕药，不影响乳汁分泌，生产后2～3周就可以开始服用。至于一般的避孕药，则建议要产后6周再开始服用比较好，以免影响喂奶。

❻ 产后抑郁。从临产的兴奋期待，到分娩后身心俱疲，又担心不会照顾孩子、失去对丈夫的吸引力，如果再加上伤口的疼痛，新妈妈就很容易患产后抑郁。大部分新妈妈在产后2～3天抑郁就会慢慢好转，但有些人会持续到产后10天左右。家庭、社会的支持系统良好，可帮助新妈妈顺利度过低潮期。如果忧郁心情持续时间过长，或是合并有饮食、睡眠的异常，甚至有自杀倾向，就需要寻求心理医生或精神科医生的帮助了。

新妈妈的饮食应该这样做

分娩时各脏器功能都会受些影响，所以产后饮食应该讲究些，虽然不必像传统要求那么严格，但对身体好的做法还是应该继承的。

首先，肠胃在分娩的时候受到大力挤压，蠕动变缓，消化能力减弱，基于这一点，产后的饮食应该容易消化，最好符合"软"和"稀"这两个特点。此外，清淡食物易消化，肥甘厚味的食物更难消化，所以月子饮食还要"淡"，少用各种调料及油脂。

其次，激素的作用使身体全身关节都有所松弛，包括牙齿，也有一定的松动，不敢太用力咀嚼，这一点也要求饮食要"软"一些。

最后，身体恢复加上哺乳要求有足够的营养补充，产后的饮食要求营养丰富一些，大米、白面、鸡、鸭、鱼、肉都比平时多吃一些，吃好一些，这就是我们说的要吃得"精"一些。不过，精米、精面因为加工程序比较多，有些营养损失比较大，所以粗粮、水果、蔬菜也都要吃，补充营养不足之处，这就是月子饮食另一点要求"杂"的来历。

总体来说，月子的饮食要求就是"稀""软""精""杂"以及"淡"。基于身体对饮食的要求，烹饪最好这样做。

第一，流质和半流质食物要占到相当的比例，每天至少有两餐主食是粥、面条等食物，或者吃馒头、米饭的时候搭配些汤水，降低消化难度。

第二，烹调要少盐少油，一天的用盐量要控制在3~4克，大约是调料盒里配的调料勺多半勺的样子。新妈妈如果平时饮食味道比较重，要格外注意不要超量，尽量学会去享受食材原本的味道。至于油脂，尽量用植物油，不用动物油。

第三，烹调时间要长一点，把所有的食材都尽量煮得软烂，包括绿叶蔬菜，炒过之后最好再加点水、盖上锅盖炖一会，更容易咀嚼。

第四，食材要丰富，可多种材料混做。食材丰富就意味着营养种类丰富、全面。多种食材混做，不但营养互补，还能提升各种食材的味道，比如煮粥的时候放些肉、蔬菜或水果、干果，煮面条的时候放些蔬菜、肉、海鲜等，都不错。

第五，多用蒸或煮的方式烹调，少煎炸。蒸煮食材，一方面营养保留更多，另一方面也比较清淡，符合新妈妈身体的需求。

月子里要少食多餐

少食多餐在减轻消化压力的同时还能保证营养充分摄入，最适合坐月子的新妈妈。月子里一天可以吃5~6餐。

这5~6餐的时间安排，最好是一日三餐和家人一起吃，统一时间，然后在每两次正餐中间也就是早餐和午餐之间、午餐和晚餐之间各加1餐。临睡前如果比较饿就加一餐，不饿可以不吃。睡前可以在床边放些点心，如果夜里饿了也可以起来吃点。一般是月子初期吃6餐，晚期吃5餐。

一日三餐可以吃得丰富些，有主食、有肉、有菜，中间加餐简单一点没问题，比如一碗水果粥加个包子、一杯牛奶加些水果或者一碗米饭加个鸡蛋羹再吃些番茄之类的都不错。

因为餐次比较密集，根本等不到饿，下一顿饭就又准备好了，所以新妈妈不要每一顿都吃得很饱，平常人吃七八分饱的做法也是适合坐月子的新妈妈，这样不会影响营养摄入，还有助于养胃，也不容易发胖。

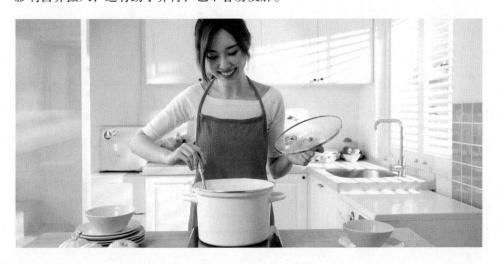

月子不同阶段饮食搭配重点

身体恢复有个过程，饮食应该按照月子里的不同阶段再做细分，在搭配上要突出重点。

产后第1周前面已经有提到过，主要是流质和半流质食物，吃肉、吃蛋都要弄碎加入到汤、粥、面等半流质食物里。固体食物只能吃少量，蔬菜和水果也是少量，并且要加工到足够软，尽量做到入口即化的程度。

到了第2周，应该增加固体食物包括蔬菜、水果，毕竟流质或半流质食物营养密度比较低，长期只食用此类食物容易营养不良，必须增加固体食物。而且产后第2周新妈妈的胃纳功能已经恢复得不错，胃口也变得比较好，牙齿也不那么无力了，具备了大量吃固体食物的条件。所以此时饺子、馒头、炖菜、炒菜都可以吃了，比平常吃得稍微软烂些、清淡些就可以。

另外，第2周开始，食材种类要增加，让营养更丰富、充足些。月子里荤食一般是不缺的，鸡、鸭、鱼、肉都不会少，只要注意增加蔬菜和水果的种类和量就可以了，每天要摄取3份以上的蔬菜和2份以上的水果。足量的水果和蔬菜不但丰富了新妈妈摄入的营养，还能促进肠胃蠕动，使之更活跃，预防便秘。

产后第3~4周，恶露基本排尽了，营养吸收的通道通畅了，可以开始正规地进补了，饮食中可以加入少许枸杞、山药、茯苓等药食同源的药材，有助于补气血，一些食材如胡萝卜、菠菜、黄花菜也都有补气血的作用，可以适当吃些，还有一些经典的适合坐月子的新妈妈食用以补气血的菜品如炒猪心、大枣猪脚花生汤、鱼香猪肝等都可以食用了。

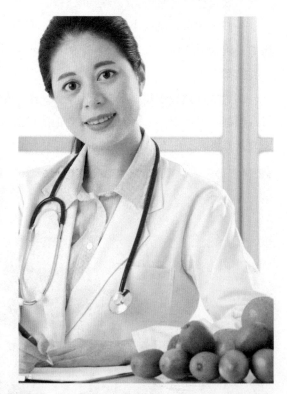

产后第3周，输乳管一般都已经通畅，如果乳汁不太多，可以吃些催乳食物了，花生炖猪脚、青木

瓜炖排骨、麻油鸡汤等都是经典的催乳菜品，可适量食用。

产后第4周，新妈妈的饮食可以恢复为正常的一日三餐了，不必一日5~6餐了。此时要保证蛋白质的摄入以保证泌乳量，不过为了预防产后肥胖，不要摄入太多油脂，所以比较适合吃油脂含量少而蛋白质含量丰富的食物，如鸡蛋、鸡肉、鱼肉、牛奶等，油脂含量多的猪肉就要少吃了。

产后第5~6周，新妈妈的身体已经渐渐恢复，此时的饮食主要以增强体质、滋补元气为主。可以适当多吃一些富含蛋白质、维生素A、维生素C、钙、铁、锌、硒的食物，能有效增强体质。

爱心小贴士

> 青木瓜催乳作用很明显，但如果没煮熟就起不到应有的催乳效果，同时还会影响身体恢复。

产后 2 周以后再进补

产后要补养，但是不能太早，原因有以下几点。

❶ 在中医理论上来说，产后排出恶露的同时也是身体排毒的过程，这时候应该保持排毒通道的通畅，如果急着进补，就会堵塞这条通道，不利于毒素排出。反之，排毒也是疏通营养吸收通道的过程，毒素还没排完，急着进补，营养吸收也不理想。

❷ 输乳管在产后短时间内还没有完全通畅，乳汁不能太稠，不能太多，急着进补，乳汁会迅速分泌，进补越好，乳汁越浓稠，就越不能被顺畅吸出，很容易涨奶。

❸ 产后消化能力弱，而进补食品一般都比较油腻，味道香浓，所以都比较难消化，会影响正常的食欲，所以也不适合太早吃。

基于以上三点，产后补养不能太早，最早也要在产后2周以后。2周以前，正常饮食即可。

产后饮食应营养均衡、突出重点

前面说过月子里也不能多吃，以免堆积太多新的脂肪在身上，不利于身材恢复，可是也不能吃太少，同样不利于身体恢复。营养一定要丰富且均衡，从结构上来说每餐必须要包括提供能量的主食，提供蛋白质的鱼、肉、蛋、豆类食品以及提供各种维生素、矿物质的蔬菜和水果。从量上来说，一天下来，主食的摄取量应该为300~350克，蔬菜为600~900克，鱼、肉、蛋总量为200~250克，豆类食品最好达到25克，营养也就足够丰富了。在正餐之外，加些水果、奶类食品，营养就更足了。

产后饮食在营养均衡、丰富的同时，还要突出一些重点，以满足产后身体的需要。

◎ 补铁以预防产后贫血

分娩时，新妈妈会失血大约200毫升，剖宫产妈妈失血更多，产后泌乳也要损耗一部分的铁，如果没有及时补充，容易出现缺铁性贫血。及时补铁，在提升新妈妈身体素质的同时，乳汁中的铁含量也可升高，对宝宝有好处。

如果新妈妈没有患上缺铁性贫血，食补就可以。食材尽量多些含铁量丰富的食物如动物肝脏、蛋、芝麻酱、香菇、紫菜等，都不错，都可搭配着吃。吃补铁食物的同时多吃些含维生素C丰富的水果如橘子、橙子、猕猴桃等，可提高铁的吸收率，让补充更有效果。

◎ 补钙以预防产后腰酸背痛

哺乳期新妈妈每分泌1 000~1 500毫升的乳汁，就要消耗约400毫克钙。新妈妈如果缺钙了，就会动用骨骼里的钙去满足泌乳的需要，容易出现腰酸背痛、腿抽筋等缺钙症状。如果动用骨骼里的钙都不能满足泌乳要求，宝宝也会缺钙。另外钙还是多种消化酶的激活剂，缺钙严重会导致很多种营养吸收不佳，进而影响新妈妈的恢复和乳汁的质量。所以产后一定要认真补钙。

哺乳期新妈妈每天需要的钙为1 000毫克，但是日常饮食只能给身体提供600~800毫克钙，有个很大的缺口。这个缺口单靠食补是比较困难的，所以最好服用钙剂，每天补充够200毫克就可以了。钙的吸收效果如何，同时还取决于体内维生素D的含量，因为月子里新妈妈几乎不外出，晒不到太阳，所以最好食补一些含维生素D比较多的食物——蛋、奶、肉、鱼等。

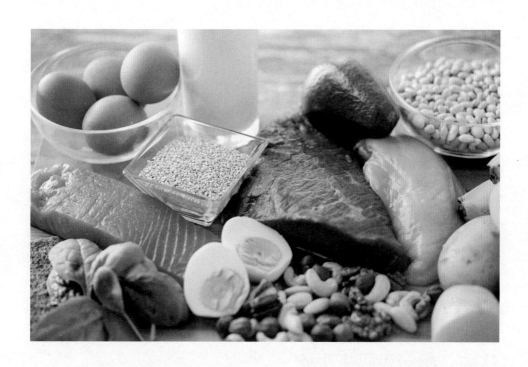

服用钙剂的时候要跟别的饮食错开1小时，因为很多食物中的物质都会影响钙吸收，包括植酸、草酸、蛋白质和盐等等。

◎ 蛋白质要优质且足量

哺乳期新妈妈每天因为泌乳要消耗蛋白质约12克，建议哺乳期女性每天多补充25克蛋白质，前面提到的每天鱼、肉、蛋摄入200~250克，外加25克豆类食品一定要坚持做到，以保证自身恢复和宝宝乳汁供应。在肉类选择上，鱼、虾优于鸡肉，鸡肉优于牛、羊肉，牛、羊肉优于猪肉，虽然它们提供的蛋白质都属于优质蛋白质，但鱼、虾的蛋白质比其他肉类蛋白质更优质、更容易吸收。

红糖、鸡蛋食用宜适量

坐月子吃红糖和鸡蛋是传统做法，有一定的道理。红糖活血，可助恶露尽快排出，鸡蛋是优质蛋白质的主要来源之一，对身体恢复和泌乳都有好处，但是也不能吃太多，以免物极必反。

首先说红糖，红糖活血，但是如果持续吃太多，恶露量会增加，并且恶露排出时间会延长，增加失血量，这就不是吃红糖想要达到的效果了。一般来说，红糖产后喝7~10天就可以了，一次30克左右，最长不超过10天。

其次说鸡蛋，普通人每天吃2个足够，吃多了吸收不了，营养浪费了，而且还增加消化压力，对身体是种不必要的损耗，所以没必要多吃。产后新妈妈的营养需求高，可适当多吃一点，但每天吃十来个鸡蛋是完全不必要的。

其实，以前的人们提倡多吃鸡蛋，主要的原因是资源比较匮乏，产后能给新妈妈吃的高营养的东西比较少，就只能依赖鸡蛋了。而现在的选择非常多，除了鸡蛋，牛奶、各种肉食都很丰富，想吃什么吃什么，就不用吃那么多鸡蛋了。

产后吃鸡蛋除了量上的要求，方式上也要注意一下。分娩完7天之内，最好不要吃煮鸡蛋，相对来说不太好消化，鸡蛋羹和蛋花汤就要好很多。另外，也尽量不要吃糖水煮鸡蛋、茶叶蛋、豆浆冲鸡蛋，不利于消化和吸收。

吃红糖、鸡蛋太多，对身材还有一定的隐患，尤其是红糖，吃多了很容易发胖，所以还是控制一下的好。

这些食物新妈妈应少吃

产后有些食物的确是不应该吃或不应该多吃的，包括以下这些。

◎ 生冷食物

生冷食物是月子里要绝对禁食的，影响气血运行，对产后恢复是很不利的。而且哺乳期间如果新妈妈吃生冷食物，有可能引起宝宝腹泻。所以新妈妈吃的饮食最起码也应该是常温的，不能更凉。冰箱里拿出的水果要放在室温下回温，也可以放在热水里热一热。即使是夏天，冷饮也尽量不吃、不喝。

◎ 含盐分太多的食物

新妈妈在孕期形成的水肿会在月子里逐渐消退，而过量的盐不利于水肿消退，可能还会加重水肿，所以月子里不能吃得太咸，一些咸味食物，包括各种腌渍的泡菜、咸菜、火腿肠、卤鸡蛋、咸味瓜子、榨菜等都要少吃，最好不吃。

◎ 辛辣食物

辛辣食物容易导致上火，而且刺激性较强，对脆弱的肠胃是种威胁，辛辣食物会影响乳汁的质量和分泌，可能引起吃母乳的宝宝腹泻，新妈妈应该少吃或不吃，包括辣椒、花椒、胡椒、大蒜等。

◎ 味精、鸡精太多的食物

味精的主要成分是谷氨酸钠，谷氨酸钠会与人体内的锌发生反应，这对成人来说可能没什么大的危害，但是过量的谷氨酸钠进入吃母乳的宝宝体内，会使宝宝体内的锌大量流失，对他们尤其是12周以内的宝宝的身体发育和大脑发育都有害处。所以哺乳期味精不能多吃，最好不吃。一切味道特别鲜美的食物比如各种鲜味小零食都可能放了比较多的味精，要少吃。

有人可能会说味精不好就吃鸡精呗，其实鸡精和味精一样，主要成分也是谷氨酸钠，仍然是少吃或者不吃为好。为了让食物鲜美，可以用肉类、蔬菜等炖一些高汤，做菜时加些。

不要忌吃盐、水果、蔬菜

有些地方的传统是产后要禁盐，认为更有利于身材恢复，其实这没有科学道理，禁盐对身体恢复并没有好处。

首先，分娩时身体排出了大量汗水，产后尿和汗也比平时要多很多，这些水分排出的同时，盐分也在流失，这都需要摄入适当的盐分来补充。其次，产后新妈妈的食欲本来就不太好，饮食中如果再少了盐这种最提味的调料，可能更吃不好了。吃不好就意味着营养摄入不够，营养摄入不够必然影响恢复。所以，产后不吃盐的做法是不对的，只要不吃太多盐，比常人少吃一些，控制在每天4~5克就可以了。

除非是患有比较严重的疾病如肾脏方面的疾病、妊娠毒血症、产后水肿持续不退等的妈妈才需要限盐，每天吃2~3克盐或者禁盐。到底如何做也需要在医生的指导下去做，不能自己盲目决定不吃盐。

水果和蔬菜在很多地方传统里，都是新妈妈不能吃的食物，这也不合理。月子里新妈妈的饮食需要营养丰富、全面，如果不吃水果和蔬菜，只有大米、白面加上肉类是不能满足需求的，很多种营养素包括大部分的维生素和矿物质只有水果和蔬菜能提供，所以不能不吃。另外，蔬菜和水果能提供的大量纤维素也不是其他食物能比的，新妈妈如果整个月子里不吃蔬菜、水果，缺了纤维素，很容易便秘，便秘也不利身体恢复。而且蔬菜、水果中的维生素C对伤口恢复是有利的，不吃蔬菜、水果无疑就人为减少了帮助身体恢复的促进剂。因此，产后是应该吃水果和蔬菜的。

如果怕水果凉或硬，可以加热后吃，可以用热水烫，也可以蒸熟或者加到粥里煮熟吃。如果怕蔬菜不好咀嚼和不好消化，可以切得碎一点，加工时间长一点，也可以做到很软烂。生吃时，注意洗净，皮比较硬的，能去皮的就去皮，这样就可以了。

爱心小贴士

有时候家里老人会极力反对吃水果和蔬菜，为了避免冲突，新妈妈可以妥协一下，改成慢慢增加水果和蔬菜的量，也可以隔一天才吃一点蔬菜、水果，总之不要一点都不吃。

适合新妈妈吃的蔬菜和水果

有些蔬菜或水果是特别适合新妈妈吃的，可以适当多吃一些。

适合在月子里吃的水果第一种就是香蕉，香蕉中含有大量的纤维素和铁质，多吃可帮助补铁，预防贫血，同时能促进胃肠蠕动，预防便秘。香蕉可以在煮好粥以后剥了皮放进粥里泡一泡吃。

第二种是山楂，山楂有散瘀止血的功效，能促进子宫收缩，帮助子宫内的瘀血排出，减轻产后腹痛，同时还能促进食欲，帮助消化，是特别适合产后吃的水果。新妈妈可以煮山楂酪，加些糖食用。

还有大枣，补脾益胃，特别适合新妈妈产后虚弱的脾胃。另外大枣补血功能很好，这也是适合产后吃的一个原因。大枣煮粥、煮饭时都可以加。

此外还有桂圆，也有补脾胃、补血气的功效，煮粥、煮饭或者煮汤时放些桂圆特别好。

黄木瓜也是很适合产后吃的水果，其中的木瓜蛋白酶有分解蛋白质的功效，能促进蛋白质的吸收，这对产后摄入了较多蛋白质的新妈妈是再好不过了。青木瓜尤其适合哺乳妈妈，因为其有很好的通乳功效，对产后乳汁不下、乳汁少的情况可起到改善作用，它比较适合的烹饪方法是煮汤。其他性温或者性平的水果如苹果、樱桃也都可以吃。

特别适合产后吃的蔬菜也有很多，包括莲藕、黄花菜、黄豆芽、海带、莴笋等。

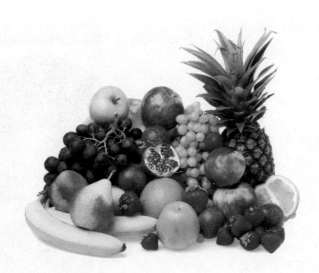

　　莲藕祛瘀生新的功力是蔬菜里的翘楚，产后吃有助于尽早清除子宫内的瘀血，还能增加食欲，帮助消化，同时还有增加乳汁分泌的功效，对新妈妈和宝宝都有好处。产后吃莲藕不要追求脆爽，应该煮得绵绵烂烂的，莲藕最适合炖汤或者蒸着吃，烹饪时间要久一点。

　　黄花菜有消肿、补血的作用，适合做汤食用。如果新妈妈产后腹部疼痛、睡眠不安、面色苍白，那么特别适合吃黄花菜。

　　黄豆芽同时含有对新妈妈产后身体恢复有利的3种营养素，包括丰富的蛋白质、丰富的维生素C和纤维素，可以炖着吃、炒着吃或者煮汤吃。

　　海带含有丰富的碘，对新妈妈和吃母乳的宝宝都有好处，可以用来煮汤或者将其跟猪蹄、排骨等炖得烂烂的再吃。

　　莴笋利尿通便，也是适合产后吃的，可以将其剁碎煮粥或者切得薄一点炒着吃，这样会更软烂。

哺乳妈妈适当喝些催乳汤

　　乳汁里70%~80%的成分都是水分，可想而知，哺乳妈妈要多摄入很多水分才能满足需要，这也是建议新妈妈在哺乳期多安排含水分比较多的饮食比如粥、汤、面的原因之一，其中汤应该是最被重视的。清淡简单的汤比如紫菜蛋花汤，补充营养也补充水分，还有一些特别适合月子里吃的粥或汤，不但补营养、补水分，还有助于下奶，有良好的催乳作用，以下这些汤很不错。

◎ 酒酿蛋花汤

　　准备1罐酒酿，1个鸡蛋。把酒酿放入锅中，加水煮开，转小火，把鸡蛋打散成蛋液，缓缓倒入锅中，顺时针慢慢搅一圈，搅成蛋花即可趁热吃。

◎ 通草鲫鱼汤

　　准备1条新鲜鲫鱼，30克黑豆芽，3克通草。将鲫鱼收拾干净，沥干净水，锅中放油烧热，把鲫鱼放入煎至双面金黄，加水没过鱼，放入豆芽和通草，小火炖15分钟，加入适量盐即可。

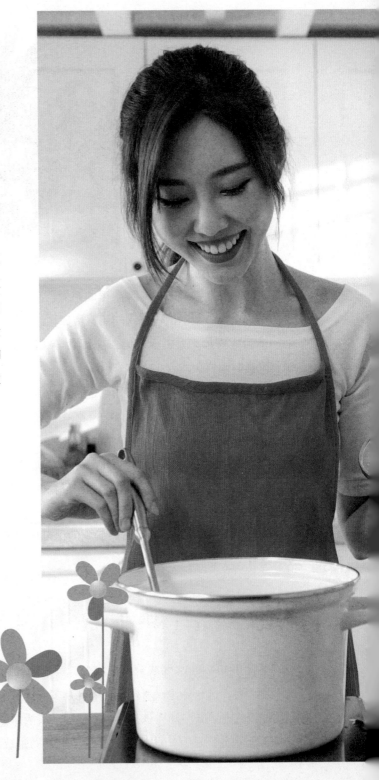

◎ 青木瓜花生大枣汤

准备青木瓜半个，花生小半碗，大枣5枚。将青木瓜去皮去籽，切成大块，与大枣、花生一起放入锅中，加水，水量约为所有材料加起来的量的8倍，放入适量冰糖，大火烧开后，转小火炖2小时即可。

◎ 丝瓜鲢鱼汤

准备丝瓜50克，鲢鱼500克。鲢鱼收拾干净后，沥干水分，锅中放油烧热，将鲢鱼放入煎至双面金黄，加水没过鲢鱼，放入丝瓜，大火烧开后，小火炖30分钟左右，加些酱油调味即可食用。

◎ 青木瓜猪蹄汤

准备青木瓜半个，猪蹄1个，大枣6枚。锅中放水烧开，少加点料酒，放入猪蹄焯水，去腥味，捞出洗净；青木瓜去皮去籽，切大块；锅中放水，将猪蹄、大枣一起放入砂锅中，再放入几片姜片和几段香葱，加盖炖1.5小时，放入青木瓜，再炖30分钟，加盐调味即可。

新妈妈可能在吃某些催乳汤时效果不佳，另一些却颇为见效，所以当一种汤喝了效果不好的时候，可以喝另几种汤试试。此外还有很多食材有催乳的作用，乳汁分泌不好时，都可以尝试，比如甲鱼、腰花、茭白、黄花菜、豌豆等，或炒，或炖，都可以加入到日常饮食中。

催乳汤记得不要太早喝，要等到产后2周以后才喝，最早也要在1周以后，等毒素排完了，输乳管畅通了才喝最好。另外催乳汤一定不要太油腻，猪蹄汤和鸡汤都是比较油腻的，选材料时尽量选皮下脂肪少的，并且煮好汤后要把表面的油撇出去。

煮催乳汤的时候，还要特别注意一点，最好不要随便加入补药比如人参、当归、黄芪等，想加一定要事先咨询医生，不然滋补过头对新妈妈的恢复不利，对宝宝成长也有影响。如果要加，不如加些桂圆、栗子、山药等，这些食材性质更温和，基本没有副作用。

爱心小贴士

有些食物有回奶的作用，吃了可能会减少乳汁分泌，这些食物包括韭菜、芹菜、燕麦等，新妈妈应注意避开。

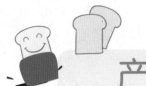

产后1~6周食谱推荐

第1周：活血化瘀，恢复元气

花生大枣小米粥

原料： 小米150克，大枣10枚，花生少许。

做法：

1.小米淘洗干净，用清水浸泡30分钟；大枣洗净、去核，枣肉切碎备用。

2.取汤锅，加入适量清水，烧开后放入小米、花生，转小火慢慢熬煮。

3.小米粒粒开花时放入枣肉，搅拌均匀，熬煮至枣肉软烂后即可。

功效： 将花生连红衣一起与大枣配合使用，既可补虚，又能止血，此粥能加快新妈妈的身体恢复速度。

牛奶大枣粥

原料： 牛奶200毫升，大米50克，大枣10枚。

做法：

1.大米淘洗干净，用清水浸泡30分钟；大枣洗净，取出枣核，枣肉备用。

2.锅内加适量清水，将浸泡后的大米放入，大火煮开后，转小火煮20分钟至米烂汤稠。

3.加入牛奶、枣肉煮10分钟即可。

功效： 可补气血、健脾胃，适用于过劳体虚、气血不足等症。

甜糯米粥

原料：糯米150克，桂圆肉100克，米酒水2 000毫升。

做法：

1.将糯米与桂圆肉放入米酒水中，加盖泡 8 小时。

2.将已泡过的食材以大火煮沸后，加盖改以小火煮1小时即成。

功效：养心安神，健脾补血。

紫菜鸡蛋汤

原料：鸡蛋2个，紫菜少许，虾皮5克，葱花、盐、麻油各适量。

做法：

1.先把紫菜撕成片状备用；鸡蛋打成蛋液，加一点盐。

2.锅里倒入清水，水沸后放入虾皮略煮，再把鸡蛋液倒进去搅拌成蛋花。

3.放入紫菜，继续煮3分钟。出锅前放入盐，撒上葱花、滴入麻油即可。

功效：紫菜所含的营养素可舒张血管，保护神经，维持皮肤和黏膜健康。

三丁豆腐羹

原料：豆腐250克，猪肉丁150克，番茄250克，青豆米50克，盐、水淀粉、葱、麻油、鲜汤各适量。

做法：

1.先将豆腐切成丁，下沸水焯一下，沥干水；番茄烫去皮、去籽，切成小丁。

2.将葱爆香，放入鲜汤、豆腐丁、猪肉丁、番茄丁、青豆米、盐，烧沸，淋上水淀粉，出锅装碗，淋上麻油即成。

功效：此羹味道鲜美，可以滋阴润燥，补中益气，还有补脾健胃功效。

香菇土鸡煲

原料: 土鸡300克，香菇100克，火腿、姜、盐、麻油各适量。

做法:

1.土鸡洗净切块，余烫后捞出。

2.香菇洗净，去蒂泡软后切片；火腿洗净切片；姜去皮切片。

3.将上述所有原料放入锅中，加入适量水煮沸，改小火煮至熟软，放盐、麻油调味即可。

功效: 补气血，养颜，提高免疫力。

蛋丝清汤面

原料: 切面条100克，豆苗10克，鸡蛋1个，葱花5克，酱油、盐、水淀粉、麻油各适量，鲜汤300毫升。

做法:

1.将鸡蛋磕入碗内，加入少许盐、水淀粉搅匀。

2.平锅置小火上，抹上麻油，倒入鸡蛋液，摊成蛋皮，取出，切成细丝。

3.将切面条下入沸水锅内煮熟，捞入汤碗内。

4.汤锅置旺火上，放入鲜汤烧沸，加入酱油、盐、麻油、葱花、豆苗，调好味，再烧沸后倒入面条碗中，撒上蛋皮丝即成。

功效: 润燥，明目，增强免疫力。

排骨菠菜粥

原料: 大米80克，排骨2小块（约100克），菠菜60克，盐少量。

做法:

1.大米洗净后，放入约1 000毫升水中浸泡30分钟。

2.在浸泡的大米中放入排骨，用最小火慢熬约1小时。

3.将菠菜切细末放入粥中，并加入盐拌匀，稍放凉后即可食用。

功效: 通便补血，补虚润燥。

麻油鱼

原料： 鲜黄鱼120克，带皮老姜15克，麻油60毫升，米酒水500毫升，葱花5克。

做法：

1.鲜黄鱼用米酒水洗净，带皮老姜刷干净，连皮一起切成薄片。

2.将麻油倒入锅内，用大火烧热。

3.放入老姜片，转小火，爆香至姜片的两面均"皱"起来，呈褐色，但不焦黑。

4.转大火，加入鱼及米酒水煮开，加盖转小火再煮5分钟后熄火，上面撒点葱花即成。

功效： 此菜具有发汗解表、温中止呕、温肺止咳、解毒的功效，适合身体虚弱的新妈妈。应注意老姜须爆透，否则易造成上火、咳嗽等症状。

豆浆芝麻糊

原料： 豆浆300克，黑芝麻30克，蜂蜜100克。

做法：

1.将黑芝麻炒香，研碎备用。

2.将豆浆、蜂蜜、黑芝麻末一同放入锅内。

3.边加热加搅拌，煮沸一会儿即可。

功效： 养肝明目。

香菇黑枣粥

原料： 大米75克，香菇150克，黑枣10个，盐适量。

做法：

1.香菇用适量水泡软后，挤掉水分，切块备用；黑枣去核。

2.锅中加水烧开，放入大米煮成粥后，再加入香菇、黑枣同煮，最后加盐调味即可。

功效： 调理脾胃，排毒养颜，强身健体。

白菜鲜肉馄饨

原料： 大白菜3片，猪肉馅150克，大馄饨皮150克，香菜1颗，葱1根，盐1/2茶匙，麻油1/2大匙，淀粉1/2茶匙，高汤1碗。

做法：

1.大白菜洗净，先氽烫过再冲凉、切碎，然后挤干水分。

2.猪肉馅再剁细，连同盐、麻油、淀粉一起加入切碎的大白菜中调匀成馅料。

3.每张大馄饨皮包入少许馅料，捏成长枕形馄饨，再放入开水中煮熟至浮起。

4.盐、麻油、高汤放碗内，盛入煮好的馄饨，再撒入洗净、切碎的香菜末及葱花即成。

功效： 通利肠胃，润泽肌肤。

冬笋雪菜黄鱼汤

原料： 冬笋（干）、雪菜、猪肉各30克，黄鱼1条约500克，葱、姜、花生油、麻油、清汤、料酒、胡椒粉、盐各适量。

做法：

1.将黄鱼去鳞、鳃，除内脏，洗净；冬笋（干）发好，切片；雪菜洗净，切碎；猪肉洗净，切片备用。

2.锅内放花生油，油热后将鱼煎片刻，另起锅加入清汤，放入冬笋、雪菜、猪肉片、黄鱼和料酒、盐，大火烧开后改用小火烧15分钟，再改用大火烧开，放入葱、姜，撒上胡椒粉，淋上麻油即成。

功效： 此汤补气开胃，填精安神。适用于体虚食少的产后新妈妈营养滋补。

莲藕西蓝花奶汤

原料： 莲藕300克，五香花生50克，西蓝花2小朵，奶油、牛奶各半杯，杏仁、白糖适量。

做法：

1.将莲藕切去藕节，削去皮，从中间纵长切开，再切块。

2.西蓝花洗净切碎；五香花生剥去外皮。

3.锅中加奶油熔化，加入杏仁、适量清水、牛奶，煮沸后加入莲藕块和西蓝花碎，待所有原料煮熟，撒入白糖、五香花生拌匀即可。

功效： 健脾开胃，益血生肌。

麻油猪肝

原料：猪肝150克，黑麻油30毫升，姜4片，米酒水200毫升，盐、淀粉少许。

做法：

1.猪肝洗净，切薄片，滴几滴米酒水，加入少许盐、淀粉抓匀，腌5分钟，再冲一下水，沥干。

2.锅中倒入黑麻油加热，文火爆透姜片。

3.放入猪肝翻炒几下，倒入米酒水，不上盖，煮沸后即可。

功效：此菜有破血功效，可有利于新妈妈排出子宫内瘀血。

糯香炖鸽

原料：乳鸽 1 只，糯米 100克，高汤500毫升，生姜 2 片，红花汁、油、盐各适量。

做法：

1.将糯米洗净，加水蒸15分钟后，放入乳鸽内置于锅中。

2.锅内再加高汤、生姜片、红花汁、适量油，大火煮至汤开收小火，再炖90分钟至鸽软汤浓，加适量的盐调味即可。

功效：增强体质。

奶汤芹蔬小排骨

原料：猪小排500克，胡萝卜、鲜蘑菇各100克，香芹200克，鲜牛奶500毫升，黄酒、花生油、干淀粉、盐、米醋各适量。

做法：

1.猪小排洗净，逐根切成长3厘米、宽1.5厘米的条块，用开水烫一下，沥干水分后，放入盆内，加干淀粉和少量黄酒、盐拌匀；胡萝卜洗净，切块；鲜蘑菇洗净，每个蘑菇切成4小块；香芹洗净，切碎。

2.锅置火上，倒入花生油，烧至八成热，将排骨放入，炸至淡黄色、稍酥，然后将排骨捞至砂锅内。

3.砂锅内倒入少量清水，然后用大火煮开，加入半量鲜牛奶和少许米醋，用小火焖煮至排骨软熟，然后放入胡萝卜块、香芹碎、鲜蘑菇块和另半量鲜牛奶，继续用小火焖煮至排骨酥软，至香气外溢时加入适量盐即成。

功效：护牙固齿，补充钙质。

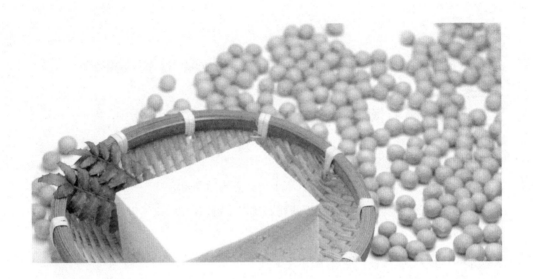

猪蹄黄豆汤

原料：猪蹄1只（约350克），大黄豆100克，生姜、葱、黄酒、盐各适量。

做法：

1.将猪蹄刮洗干净，每只猪蹄剁成4块，放入开水锅内煮开，捞起用清水再洗一次；葱一半打结，一半切末；生姜切片。

2.大黄豆拣净杂质，冷水浸泡膨胀，淘净后倒入砂锅内，加水1 000毫升，盖好盖，用小火煮2小时左右，放入猪蹄烧开，撇去浮沫，加入姜片、葱（打结）、黄酒，改用微火炖至黄豆、猪蹄均已酥烂时，放盐并用旺火再烧约5分钟，拣去葱结、姜片，撒入葱末即成。

功效：补脾益胃，养血通乳。

豆浆莴笋汤

原料：莴笋300克，豆浆750克，盐、猪油、葱、姜各适量。

做法：

1.将莴笋去皮，切成长约7厘米、筷子头粗的条，洗净；姜切片、葱切段待用。

2.锅置火上，下猪油烧至六成热，下姜、葱稍炸出香味，下莴笋条、盐炒至断生，拣去姜、葱不要，冲入豆浆，煮开即可。

功效：豆浆具有平补肝肾、增强免疫力的功效，莴笋具有利五脏、通经脉等功效，适用于乳汁不通等症。

香煎小鱼饼

原料：鱼肉50克，鸡蛋1个，牛奶50克，洋葱少许，油、盐、淀粉各适量。

做法：

1.鱼肉去骨刺，剁成泥；洋葱洗净，切末备用。

2.把鱼泥加洋葱末、淀粉、牛奶、鸡蛋、盐搅成糊状有黏性的鱼馅，制成小圆饼。

3.平底锅置火上烧热，加少量油，将小圆饼放入锅里煎熟即可。

功效：暖胃平肝，温中补虚。

第2周：补肾养腰，调理脾胃

紫甘蓝滑蛋

原料：紫甘蓝150克，鸡蛋3个，生姜、葱、胡椒粉、麻油、花生油、盐各少许。

做法：

1.先将紫甘蓝切成丝，再洗净沥干，生姜切成丝，葱切花。

2.鸡蛋打散成蛋液，加入葱花与少许盐、胡椒粉与几滴麻油搅拌均匀。

3.热锅放花生油，放入紫甘蓝与姜丝，大火翻炒3分钟左右，如感觉太干可洒入少许的水，加入适量的盐将其炒匀，再放入少许葱花，炒匀后将其舀入盘中。

4.再将锅洗净后置于火上，烧热后放入适量的花生油，倒入鸡蛋液，快速将其划炒成小块状，舀出放入紫甘蓝中间即成。

功效：改善血液循环，增强大脑活力。

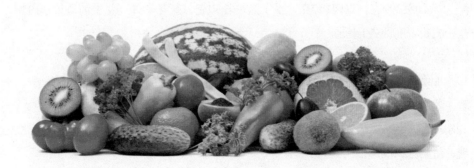

白萝卜蛏子汤

原料：蛏子500克，白萝卜150克，鲜汤500毫升，料酒、盐、大葱、生姜、大蒜、胡椒粉、猪油、淡盐水各适量。

做法：

1.将蛏子洗净，放入淡盐水中泡约2小时，下入沸水锅中略烫一下，捞出，取出蛏子肉。

2.白萝卜削去外皮，切成细丝，下入沸水锅中略烫去苦涩味，捞出，沥净水分。

3.大葱洗净切段，生姜洗净切片，大蒜切成末。

4.用猪油将葱段、姜片爆香，倒入鲜汤，加入料酒、盐煮沸，放入蛏子肉、白萝卜丝煮沸，拣去葱、姜，盛入汤碗内，撒上蒜末、胡椒粉即成。

功效：此汤可以有效增强新妈妈的食欲，蛏子肉含钙量很高，是帮助新妈妈补钙的好食品。

腰花木耳汤

原料：猪腰150克，水发黑木耳15克，笋片20克，高汤500毫升，葱、姜少许。

做法：

1.将猪腰切成两半，除去腰臊，洗净，切成兰花片，清水泡一会儿。

2.将猪腰、水发黑木耳、笋片放入锅中煮熟后捞出，放在碗内，将高汤倒入锅烧开后加入葱、姜，倒入汤碗即可。

功效：此汤有养胃、润肺、补益功效，对肺、胃、肾等内脏有很好的滋补功效。

油菜木耳鸡片

原料：油菜200克，鸡肉150克，水发黑木耳30克，葱花少许，花生油适量，白糖、盐、淀粉、麻油各1小匙。

做法：

1.将油菜洗净，切段；鸡肉切片，用淀粉抓匀，焯水备用；水发黑木耳洗净，去蒂，焯水。

2.锅中倒花生油烧热，煸香葱花，放入油菜、鸡片、焯好的黑木耳快速翻炒，加白糖、盐调味，淋麻油出锅。

功效：促进血液循环，补充钙、铁、蛋白质等。

什锦蔬菜

原料： 各式时令蔬菜（胡萝卜、青椒、玉米笋、青菜、绿豆芽、黄豆芽、冬瓜、苦瓜、丝瓜等，选四五样即可）400克，麻油3汤匙，米酒水4汤匙。

做法：

1.将各式时令蔬菜洗净切成薄片或者小块。

2.用2汤匙麻油炒香蔬菜1分钟，加入少许米酒水，炒约2分钟，至蔬菜熟透或汁黏稠即可。

功效： 新妈妈久坐，易便秘，多吃蔬菜可促进肠道蠕动，大便顺畅。一次食用不必过多，保证每种蔬菜都摄入即可。

五谷杂粮饭

原料： 糙米、薏米、小麦、大麦、黑糯米、高粱、燕麦、麻油、米酒水各适量。

做法：

1.将全部杂粮混合洗净，用米酒水浸泡8小时。

2.将杂粮放入电饭锅内，另加一匙麻油，加热至电饭锅开关跳起后，再多焖半小时。

3.若一次吃不完，可先用食品袋装好放入冰箱保存，待食用时用微波炉加热即可。亦可用米酒水煮成稀饭。

功效： 此饭营养丰富，所用原料中各种维生素、蛋白质等含量都比较多。因此，很适合新妈妈的产后调补。

猪蹄茭白汤

原料： 猪蹄250克，茭白（切片）100克，生姜2片，料酒、大葱、盐各适量。

做法：

1.将猪蹄于沸水烫后，刮去浮皮，拔去毛，洗干净。

2.将猪蹄放入净锅内，加清水、料酒、生姜片及大葱，旺火煮沸，撇去浮沫，改用小火炖至猪蹄酥烂，最后投入茭白片，再煮5分钟，加入盐即可。

功效： 此汤益髓健骨，生精养血，可有效地增强新妈妈乳汁的分泌，促进乳房发育，适用于新妈妈产后乳汁不足或无乳等。

番茄胡萝卜鸡肉丁

原料： 鸡胸脯肉、胡萝卜丁各100克，鸡蛋清20克，嫩豌豆25克，番茄丁50克，高汤500毫升，淀粉、牛奶各少许。

做法：

1.将鸡胸脯肉剁成肉泥。

2.将少许淀粉用牛奶调和成汁。

3.把鸡蛋清和鸡肉泥放在一起搅拌均匀。

4.将高汤倒入锅中煮开，下嫩豌豆、胡萝卜丁、番茄丁，用筷子把鸡肉泥从碗边一点一点拨进锅内，每块鸡肉泥和豌豆大小一样，待拨完后将锅烧开，最后把淀粉汁倒入锅中勾芡，煮开即可。

功效： 此菜可补气血，养肝明目，健脾开胃，能促进产后新妈妈更快康复。

糖醋鳝鱼

原料： 鳝鱼400克，葱段、姜末、蒜泥各少许，白糖2大匙，番茄酱1大匙，水淀粉2大匙，料酒1大匙，淀粉、白醋、盐、麻油、花生油各适量。

做法：

1.鳝鱼宰杀干净，切段，加料酒、盐、葱段、姜末浸渍起来，然后再逐个拍上淀粉。

2.将番茄酱、白糖、白醋、水淀粉一起放入碗内，加适量水调成芡汁。

3.起锅热花生油，油烧至八成热，将鳝鱼抖散入锅炸至金黄色，捞出装盘。

4.锅内留一些花生油，投入蒜泥煸炒出香味，倒入调好的芡汁烧沸后淋入麻油。

5.起锅将汁水浇在鳝鱼上即成。

功效： 鳝鱼富含DHA和卵磷脂，可以通血脉、利筋骨，很适合新妈妈食用。

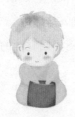
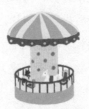

萝卜鱼片汤

原料： 鲜鲫鱼3条（约500克），萝卜250克，番茄半个，1个鸡蛋的蛋清，姜、葱各25克，盐5克，绍酒15克，干豆粉50克，猪油50克，汤1 000毫升。

做法：

1.姜拍破；葱切段；番茄去皮、去籽，切薄片；萝卜去皮，切片，用水煮至六成熟捞起；鸡蛋清加干豆粉，调成蛋清豆粉。

2.鲜鲫鱼整治干净，去头、刺，片成0.4厘米厚的片，盛碗内；放盐1克，绍酒15克，姜、葱各15克拌匀，腌几分钟。

3.锅置旺火上，放猪油烧热，下姜、葱各10克炒香，再下鱼头和骨刺合炒；掺汤，熬至汤色白浓时，捞起姜、葱和骨渣；然后加盐4克、萝卜片再煮。

4.鱼片碗内拣去姜、葱，加蛋清豆粉拌匀，放入汤内轻轻滑散，加番茄略煮起锅。

功效： 通乳下奶，补虚。

枸杞鸡丁

原料： 鸡胸脯肉500克，枸杞30克，1个鸡蛋的蛋清，水淀粉、米酒水各适量。

做法：

1.枸杞洗净放入碗中，上屉蒸30分钟。

2.鸡胸脯肉切成小方丁，放入鸡蛋清、水淀粉搅拌均匀备用。

3.锅内倒入米酒水烧至五成热，放入拌好的鸡胸脯肉丁，快速翻炒几下，放入枸杞再翻炒几下即可。

功效： 枸杞与鸡肉同食，有益气、滋肾、补肝之功效，对于新妈妈身体恢复很有好处。

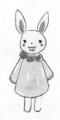
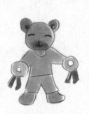
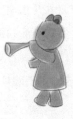

青菜银耳炒胡萝卜

原料: 青菜200克，银耳1朵，胡萝卜半根，盐适量，白糖半小匙，水淀粉、植物油适量。

做法:

1.胡萝卜去皮洗净，切成片；青菜洗净。

2.银耳浸水发透，去杂质洗净，放入沸水锅中煮熟后捞出沥干。

3.起锅烧适量水，待水开后放入青菜，用中火煮至八成熟，捞出沥干。

4.起锅热油，放入银耳稍炒，加盐、白糖，烧开后改小火焖烧，再放入胡萝卜片、青菜拌炒均匀，最后用水淀粉勾芡即成。

功效: 润肠明目，预防产后骨质疏松。

青椒肉片

原料: 青椒200克，猪肉（瘦）100克，料酒10克，大葱10克，姜10克，盐4克，白糖2克，酱油5克，水淀粉5克，花生油50克。

做法:

1.将青椒洗净切成片，猪肉（瘦）洗净切成片，大葱、姜洗净切成末备用。

2.锅内加花生油烧热，放入肉片煸炒，至熟时烹入料酒，加姜葱末、酱油、青椒片翻炒，再放入盐、白糖，用旺火炒至青椒微熟，用水淀粉勾15克勾薄芡入锅炒匀，出锅装盘即成。

功效: 增进食欲，帮助消化，促进肠蠕动，防止便秘。

松仁玉米烙

原料: 甜玉米粒100克，松仁50克，1个鸡蛋的蛋清，植物油、淀粉各适量。

做法:

1.将甜玉米粒放入开水锅中焯烫，捞出，沥干水。

2.将玉米粒、蛋清、淀粉混合搅匀；松仁过油炸至微黄。

3.锅上涂一层植物油，置火上，均匀摊上玉米粒，撒上松仁，煎至底面微黄即可。

功效: 强壮筋骨，消除疲劳。

鲫鱼牛奶汤

原料：鲫鱼1条，葱1根，姜2片，牛奶、盐、植物油各适量。

做法：

1.鲫鱼剖洗干净；葱洗净，切成末；姜洗净。

2.锅置火上，放油烧热，放入鲫鱼，煎至两面微黄，捞出控净油。

3.汤锅内放入适量清水，烧开，放入煎好的鲫鱼，大火烧沸，转小火，加入姜片。

4.煮至汤浓味香，倒入牛奶，略煮，撒上葱花，加入盐即可。

功效：乳汁少的新妈妈吃鲫鱼有增加乳汁分泌的效果。

虾仁蛋炒饭

原料：米饭150克，豌豆、净虾仁各50克，火腿20克，鸡蛋1个，葱花10克，盐2小匙，植物油适量。

做法：

1.将火腿切丁；鸡蛋用油炒熟备用；豌豆洗净，煮熟。

2.锅中放油烧热，煸香葱花，放入虾仁炒变色，再放米饭翻炒，加入火腿、豌豆、鸡蛋、盐翻炒均匀即可。

功效：通乳开胃，养血固精。

虾末花椰菜

原料：花椰菜40克，虾100克，白酱油、盐各少许。

做法：

1.将花椰菜洗净，放入开水中煮软后切碎。

2.把虾放入开水中煮后剥去壳，切碎，加入白酱油、盐煮，使其具有微咸味，倒在花椰菜上即可食用。

功效：花椰菜搭配虾肉营养价值高，易消化，是产后调养的佳品。

鲜味豆腐

原料：豆腐200克，鸡肉、虾仁、玉米粒各30克，胡萝卜半根，豌豆1大匙，姜末少许，香菇10克，盐、植物油、水淀粉适量。

做法：

1.豆腐切成小方块；鸡肉、胡萝卜洗净切成小粒。

2.香菇泡发、洗净以后切成小粒；虾仁、玉米粒、豌豆洗干净。

3.起锅热油，把姜末放入锅里炒香。

4.鸡肉、香菇、胡萝卜、玉米粒、豌豆一起下锅快炒，七成熟的时候起锅，备用。

5.重新起锅，油热放豆腐，煎至颜色微黄，加入虾仁和炒好的菜，加少量清水，焖5分钟，用水淀粉勾芡，放盐调匀即可装盘。

功效：健脾开胃，预防骨质疏松。

鲜奶鱼丁

原料：净青鱼肉150克，1个鸡蛋的蛋清，植物油、盐、白糖各少许，葱姜水、牛奶及水淀粉各适量。

做法：

1.将净青鱼肉洗净制成鱼蓉后，放入适量葱姜水、盐、蛋清及水淀粉，搅拌均匀。搅拌至黏稠上劲后放入盘中上笼蒸熟，使之成鱼糕，取出后切成丁状。

2.锅置火上，放入少许植物油，烧熟后将油倒出；锅内加少许清水及牛奶，烧开后加少许盐、白糖，然后放入鱼丁，烧开后用水淀粉勾芡，淋少许熟油即可。

功效：补充钙、铁、锌及维生素等。

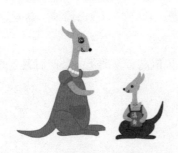

第3周：补气养血，强健身体

明虾炖豆腐

原料：豆腐（北）250克，河虾200克，盐8克，胡椒粉2克，料酒30克，姜片3克，大葱5克，香葱粒10克，鲜汤适量。

做法：

1.将河虾去头、除虾线，用清水洗净，切成两段，豆腐（北）切成长条状。

2.大葱去根须洗净后切成段；锅内放水置火上烧沸，将虾段和豆腐条放入焯一下。

3.锅内倒入鲜汤，放入虾段、豆腐条、料酒、葱段和姜片，炖至虾肉熟透时拣去葱和姜，撒入盐、胡椒粉和香葱粒即成。

功效：此菜营养丰富，且其肉质松软，易消化，能有效改善产后新妈妈身体虚弱的状况。

三鲜鱼丸汤

原料：花鲢鱼（净肉）300克，熟火腿肉30克，香菇6个，香菜末10克，熟猪油、盐、料酒、姜汁、鲜汤、麻油各适量。

做法：

1.把熟火腿肉切成片。香菇去蒂，洗净，切成片。

2.把花鲢鱼（净肉）放案板上，用刀背剁成蓉，再用刀刃斩成细蓉，放盆内先加盐，再加清水600克，搅成糊状，然后加姜汁、料酒、熟猪油拌匀。

3.把炒锅上火，放半锅清水，用手将鱼糊挤成桂圆大小的鱼丸，逐个放入锅里，待水烧开后改小火，并用勺将鱼丸翻身，再加点冷水，鱼丸余熟后盛入汤碗。

4.把原锅洗净上火，放适量鲜汤，加鱼丸、火腿、香菇，用旺火煮开，然后加入香菜末，滴入几滴麻油，倒入汤碗里即成。

功效：润泽肌肤，增强脑力。

当归生姜羊肉汤

原料： 羊肉500克，当归15克，陈皮6克，桂枝4.5克，枸杞9克，大枣5枚，姜少许。

做法：

1.羊肉可直接入水汆烫或另外爆香使用。

2.另起一锅，将除羊肉外的所有原料加水熬煮20分钟后，放入羊肉一同炖煮1小时。

功效： 此汤适用于妇女血虚寒凝之月经不调、乳胀、习惯性流产，产后腹痛、头晕、面色苍白等症。

姜枣枸杞乌鸡汤

原料： 乌鸡1只，生姜20克，大枣20克，枸杞10克，盐适量。

做法：

1.将乌鸡宰杀，煺净毛，开膛，去内脏，洗净；大枣、枸杞洗净；生姜洗净去皮，拍破。

2.将大枣、枸杞、生姜纳入乌鸡腹中，放入炖盅内，加水适量，大火煮开，改用小火炖至乌鸡肉熟烂。

3.汤成后，加入适量盐调味即可。

功效： 此汤补血扶羸，适用于产后贫血、体质虚弱的新妈妈。

杏仁白糖粥

原料： 杏仁10克，粳米100克，白糖30克，米酒水500毫升。

做法：

1.杏仁洗净去皮，用纱布包裹。注意杏仁不可多放。

2.粳米洗净放入锅中，加入杏仁、米酒水适量，煮至米开花、粥汁浓稠时，取出杏仁，白糖调味，离火，稍凉后即可食用。

功效： 此粥益气养血，润肠通便，可预防产后便秘。

烧牛蹄筋

原料： 生牛蹄筋250克，青菜心25克，米酒水800毫升，姜片2片，麻油适量。

做法：

1.生牛蹄筋入水氽烫，去血水，捞出沥干。

2.牛蹄筋放入炖锅，加入米酒水，小火煮至八成熟捞出，切成2厘米长条状，原汤留用。

3.锅内倒入麻油烧热，姜片爆至褐色，但不能焦黑，先炒青菜心，再把牛蹄筋及牛蹄筋汤倒入，烧开后即可食用。

功效： 益气补虚，强壮筋骨。

什锦腐竹

原料： 腐竹50克，胡萝卜100克，西蓝花400克，黄瓜200克，盐少许，橄榄油适量。

做法：

1.腐竹用温水泡软，用刀切成小段，胡萝卜、黄瓜洗净切片，西蓝花洗净掰成小块。

2.锅中放入橄榄油烧热，煸炒腐竹段、胡萝卜片、西蓝花块。

3.最后在锅中放入盐，快出锅时放入黄瓜片即可。

功效： 补血固齿，保护骨髓。

白玉黄花菜

原料： 黄花菜20克，豆腐50克，香菇5朵，葱花、盐、植物油各适量。

做法：

1.将黄花菜洗净，用水浸润，去蒂切段；豆腐切块；香菇去蒂、切丝。

2.锅内植物油烧至八成热，爆香葱花。

3.放入黄花菜和香菇丝同炒，加盐调味，再加少许水，放入豆腐略焖即可。

功效： 此菜可益气、补血、通乳，适合产后补益食用。此菜三餐都可食用，也可当零食。

蒸三素

材料： 鲜香菇150克，胡萝卜100克，白菜100克，盐1茶匙，麻油、色拉油各少许。

做法：

1.将胡萝卜去皮，切丝煮熟；鲜香菇去蒂后留一片，其余去蒂切成丝；白菜切成丝，都用开水烫软。

2.取一小碗，抹少许色拉油，碗底中间放香菇片，再加入胡萝卜丝、白菜丝、香菇丝均匀撒上盐，放入蒸锅中，蒸10分钟。

3.蒸好后加麻油调味，扣入盘中即成。

功效： 护肝明目，促进肠道蠕动。

冰糖银耳汤

原料： 水发银耳250克，山楂糕25克，冰糖、糖桂花适量。

做法：

1.将水发银耳择干净，切成小片。

2.山楂糕切成与银耳大小相同的片状。

3.将冰糖放盆内，加开水溶化后倒入锅内，再加500毫升水，烧开后撇去浮沫，倒入砂锅内，加入银耳、山楂糕片，移至微火煨烂，倒入碗内，加入糖桂花，搅匀即成。

4.如果不用砂锅煨，可将银耳放入一个大碗内，加冰糖及500毫升水，上笼蒸烂，其效相同。

功效： 此汤具有滋阴止咳、润肺化痰、润肠开胃的功效。

黄芪炖鸡汤

原料： 黄芪50克，枸杞15克，大枣10枚，母鸡1只，葱1根，生姜2片，盐、米酒适量。

做法：

1.将黄芪装入滤袋内，母鸡洗净，汆烫、冲凉、切块，葱切段备用。

2.以上原料一起入锅加入清水，小火炖焖1小时后加盐、米酒即可食用。

功效： 此汤适用产后体虚、面色萎黄、乳汁过少、易出虚汗等症。

咖喱鱼肉豆腐

原料： 豆腐1块，鱼肉200克，葱1根，盐2小匙，料酒1大匙，咖喱粉2大匙，淀粉1小匙，植物油适量。

做法：

1.葱洗净，切末；豆腐切块；鱼肉洗净，切片，放入碗中加盐、料酒、淀粉拌匀，腌10分钟备用。

2.锅中倒入3大匙植物油烧热，放入鱼肉炒熟，盛出。

3.锅中加入盐、咖喱粉继续煮开，再加入豆腐煮熟，最后放入炒好的鱼肉拌匀，盛入盘中，撒上葱末即可。

功效： 美白，养颜，补虚。

绿豆鲜果汤

原料： 水蜜桃、菠萝、枇杷各20克，绿豆汤100毫升。

做法：

1.水蜜桃、枇杷去皮、去核，切小块；菠萝去皮，切小块。

2.将以上果块与绿豆汤一起放入锅中煮沸，晾至温热即可。

功效： 美容养颜，润肠通便。

橘饼炒蛋

原料： 橘饼50克，鸡蛋1个，老姜15克，白糖、植物油各适量。

做法：

1.老姜切丝，鸡蛋打匀，橘饼切片备用。

2.起锅放油，加入姜丝爆香后，放入切片的橘饼翻炒至橘饼变软。

3.最后再将蛋液一起倒入锅中，加白糖适量，炒熟即可。

功效： 对产后体虚有一定的补益作用。

米酒豆腐烧鱼

原料： 鱼1条，豆腐1块，姜末、蒜末、米酒水各1大匙，豆瓣酱2大匙，葱花半大匙，油适量，水淀粉少许。料酒1大匙、酱油2大匙、盐半小匙、白糖2小匙调成的料汁①；用醋半大匙、麻油1小匙调成的料汁②。

做法：

1.锅中烧热花生油，将鱼的两面稍微煎一下，盛出。放入姜末、蒜末爆香，再放入豆瓣酱和米酒水同炒，淋下料汁①一起煮沸。

2.豆腐切小块下锅，和鱼一起烧煮约10分钟。

3.见汁已剩一半时，将鱼和豆腐盛出装盘。

4.水淀粉勾芡，并加料汁②炒匀，把汁淋在鱼身上，撒上葱花即可。

功效： 通乳，补虚。

花生大枣蛋花粥

原料： 鸡蛋2个，糯米100克，花生50克，大枣5枚，蜂蜜适量。

做法：

1.鸡蛋打入碗内，搅匀。

2.花生去衣，与大枣、糯米煮成稀粥，加蜂蜜，随即加入蛋液，煮熟即可。

功效： 补血养肝。

大枣金针菇汤

原料： 金针菇、大枣各100克，姜片、料酒、盐各适量，花生油少许。

做法：

1.将金针菇去根蒂，洗净，清水浸泡备用；大枣用温水泡发，洗净。

2.砂锅洗净置于灶上，将澄清的浸泡金针菇的水倒入砂锅内，放入金针菇、大枣、料酒、姜片、适量清水和少许花生油，加盖，以中火炖1小时左右，出锅前加盐调味即可。

功效： 安五脏，补心志，明目，安神。

海带排骨汤

原料： 排骨200克，莲藕、海带结各100克，姜片、葱白段、葱花各少许，料酒、胡椒粉、盐、色拉油各适量，麻油少许。

做法：

1.排骨切段，氽烫后去血水，捞出沥干水分；莲藕削去外皮，切滚刀块；海带结洗净。

2.锅内放色拉油少许，加入姜片、排骨煸炒至肉呈白色，烹料酒，加清水用大火煮开，撇去浮沫，倒入高压锅内，放入葱白段、胡椒粉，加盖煮6分钟，关火放气。

3.拣去姜片、葱，放入藕块、海带结，用中火炖至藕熟、排骨离骨，加入盐调味，撒葱花，滴入麻油即可。

功效： 益精补血，补碘补钙。

第 4 周：强筋壮骨，增强体质

黄鱼参羹

原料： 大黄鱼肉、水发海参各125克，火腿10克，鸡蛋40克，肉汤、料酒、盐、熟猪油、麻油、葱末、水淀粉、胡椒粉各适量。

做法：

1.将火腿切末；大黄鱼肉及水发海参切成小方厚片；鸡蛋打入碗中。

2.将葱末爆香，加入料酒、肉汤、海参片及大黄鱼片、胡椒粉，煮开后放入盐略煮，缓慢倒入鸡蛋，待全熟时倒入水淀粉勾成薄芡，离火，倒入碗中，淋上熟猪油，撒上火腿末。食用时，加麻油适量即可。

功效： 此羹益气养血，养肝明目，补肾填精，和肝理气。

麻油煎鸭蛋

原料：鸭蛋2个，姜丝、麻油各适量，盐少许。

做法：

1.取平底锅一只，生火后倒入少许麻油，待锅烧热，放入适量的姜丝，将之炒热，即取出盛于碗内，备用。

2.倒少许麻油，油热后把鸭蛋2个分别敲破放入，用煎匙弄开蛋黄，成为圆饼状，然后把炒好的姜丝分成2份，连同少许的盐，倒在2个蛋黄上面，用煎匙合起来，如荷包蛋一样，连翻2~3次即可。

功效：此蛋可补气养血、强化体质，适合产后补益食用。午、晚餐都可食用，可连续食用2周。

栗子鳝鱼煲

原料：鳝鱼200克，栗子50克，姜、盐、料酒各适量。

做法：

1.鳝鱼去内脏，洗净后用热水烫去黏液，再进行加工。

2.将处理好的鳝鱼切成4厘米长的段，放盐、料酒拌匀，备用；栗子洗净去壳，备用；姜洗净切成片，备用。

3.将鳝鱼段、栗子、姜片一同放入锅内，加入清水煮沸后，转小火再煲1小时，出锅时加入盐调味即可。

功效：此菜滋阴补血，对生产后新妈妈的筋骨酸痛、浑身无力、精神疲倦、气短等症状有很好的食疗作用。

炖母鸡

原料：小母鸡1只，姜片10克，葱段、料酒各50克，花生油、盐适量。

做法：

1.小母鸡宰后去毛、内脏及骨，剁成3厘米见方的块，放入开水内烫，去血水，捞出。

2.炒锅烧热，加花生油，烧至六成热时放入葱段、姜片，炒出香味后，再下鸡块，炒一下，烹入料酒，加水，下盐，旺火烧至汤汁成白色时，拣去姜、葱，再用小火烧，炖至肉烂汤浓即可。

功效：此菜可养五脏，益精髓，补气血，健脾胃。

韭黄炒鳝鱼

原料: 鳝鱼400克、韭黄150克、花生油、酱油、姜丝、香菜、葱花、麻油、水淀粉、蒜末、胡椒粉各适量，白糖、料酒各少许。

做法:

1.将韭黄洗净，切段；鳝鱼洗净，切段，备用。

2.锅中加适量花生油烧热，将葱花爆香，倒入鳝鱼翻炒，再加入白糖、料酒、酱油、胡椒粉和适量清水。

3.大火翻炒后加入韭黄段，炒约2分钟，淋上水淀粉及麻油，再将蒜末、香菜、姜丝倒入炒熟即可。

功效: 鳝鱼含有多种营养成分，可补虚损、去风湿、强筋骨，与韭黄同炒，有健胃、提神、保暖功效。

鸡蛋玉米羹

原料: 罐头玉米160克，鸡蛋2个，蘑菇40克，水淀粉5克，牛奶100克，净冬笋、料酒各25克，鲜豌豆20克，盐、葱、姜、热碱水、植物油各适量。

做法:

1.鲜豌豆放入热碱水中泡一下，捞入凉水中泡凉。

2.炒锅烧热，加植物油，用葱、姜、料酒煸锅，倒入豌豆、蘑菇、净冬笋，稍烩后，加水，倒入罐头玉米、鸡蛋、牛奶和盐，开锅后加入水淀粉，勾芡即可。

功效: 补阴益血，除烦安神，补脾和胃，除湿利尿。

三丝银耳

原料: 银耳20克，猪瘦肉丝100克，火腿丝、鸡肉丝各50克，姜丝、蛋清、盐、黄酒、水淀粉、麻油各适量。

做法:

1.将银耳放入温水中泡开，加水蒸1小时；猪瘦肉丝、鸡肉丝分别加盐、黄酒、淀粉、蛋清拌匀。

2.将姜丝爆香，加入猪瘦肉丝和鸡肉丝翻炒，炒至肉丝变色时倒入银耳、火腿丝及少量水，加盐调味后煮沸，用水淀粉勾芡并淋上麻油即可。

功效: 此菜具有补虚增乳的功效，适合产后新妈妈食用。

山药枸杞炖牛肉

原料：牛肉250克，山药10克，枸杞20克，桂圆肉10克，盐3克，料酒10毫升，葱段10克，植物油30克。

做法：

1.将山药、枸杞、桂圆肉洗净，放入炖盅内。将牛肉洗净放入沸水锅中焯一下捞出，切片。

2.锅烧热放植物油，烧六成热，倒入牛肉爆炒，加入料酒、葱段，炒匀后放入炖盅内，隔水蒸炖2小时，至牛肉熟烂时拣去葱，放入盐调味即成。

功效：牛肉富含蛋白质，多吃牛肉更利于新妈妈身体恢复。

白汁牛肉

原料：牛肉300克，马铃薯2个，姜片、葱段、料酒、盐各适量。

做法：

1.牛肉洗净切方块，用滚水先烫煮1分钟捞起。

2.马铃薯去皮，切方块洗净。

3.先放葱段、姜片炒香，再放牛肉翻炒3分钟后，加水、料酒、盐、马铃薯，用小火继续煮20～30分钟，即可盛食。

功效：白汁牛肉含有丰富的蛋白质和钙质，非常适合产后新妈妈食用。

双菇糙米饭

原料：糙米200克，香菇4朵，蘑菇100克，生抽、料酒、盐、植物油各适量。

做法：

1.糙米浸泡4小时，香菇、蘑菇洗净、切片。

2.将糙米放入锅中，倒入适量清水，放入香菇片、蘑菇片，调入少许料酒、盐、植物油、生抽，焖煮成饭。

功效：菌类营养价值较高，有利于产后身体的快速恢复。

黄豆糙米卷

原料： 熟黄豆20克，糙米饭40克，白米饭40克，海苔片1片，胡萝卜10克，小黄瓜10克，素肉松30克。

做法：

1.胡萝卜和小黄瓜均切成条状，入沸水中烫熟后备用。

2.竹帘上先铺上保鲜膜，再依次排入海苔片、素肉松、熟黄豆、糙米饭、白米饭、胡萝卜条及小黄瓜条，卷成圆筒状，切段即成。

功效： 黄豆中的蛋白质，能有效促进修复分娩时损伤的组织。

麻油猪腰

原料： 新鲜猪腰1对，老姜1块，米酒水200毫升，黑麻油3大匙，盐适量。

做法：

1.将新鲜猪腰用米酒水擦干后剖成两半，剔除里面的白色腰臊，在猪腰表面切花刀，再切成约3厘米宽的小片。

2.老姜先用黑麻油炒香，使其呈浅褐色，放在锅边待用，再放入猪腰，用大火快炒，再倒入米酒水煮开，马上将火关上，放少量盐（或不加）趁热吃。

注：老姜要连皮一起切片，且厚薄一致，才不会爆黑，以免吃后火气上升，口干舌燥。

功效： 此菜可帮助产后新妈妈子宫收缩，促进机体的新陈代谢。

海鲜鸡蛋羹

原料： 鸡蛋2个，虾仁30克，水发海参30克，净鲜干贝30克，盐1小匙。

做法：

1.将虾仁去虾线、洗净；水发海参去内脏、洗净、切小块。

2.将鸡蛋打入碗中，加盐、温开水打匀，放虾仁、海参、净鲜干贝。

3.蒸锅烧开，将蛋羹碗放入蒸锅，大火蒸10分钟即可。

功效： 海鲜属高蛋白质食物，适当食用，有利于身体的恢复和切口的愈合。

桂圆糯米粥

原料：糯米1杯，桂圆30克（约3大匙），米酒水2杯半，老姜3片，红糖适量。

做法：

1.糯米洗净沥干后，用米酒水浸泡一晚；老姜切末备用。

2.锅内加糯米、桂圆、老姜、米酒水，大火煮沸后改小火加盖煮1小时，最后加入红糖拌匀即可。

功效：此粥能改善胃肠下垂，并预防便秘，也有助于改善产后新妈妈气虚造成的多汗现象。

桂圆乳鸽汤

原料：乳鸽1只，新鲜桂圆10颗，百合50克，老姜1块，盐适量。

做法：

1.将乳鸽宰杀剖洗干净，新鲜桂圆去壳，百合用温水略泡后洗净，老姜拍破。

2.将乳鸽、百合、桂圆入炖锅，加入清水适量，放入拍破的姜块，大火烧开以后转小火炖至鸽肉熟烂。

3.拣去姜块不用，调入盐炖至入味，盛入盆中即可。

功效：桂圆性温补，具有补血补气功效，对身体恢复很有好处。

黄豆银耳白果鲫鱼汤

原料：黄豆100克，白果适量，银耳2朵，鲫鱼1条，姜2片，植物油、盐各适量。

做法：

1.黄豆洗干净；白果去壳、衣、心，清洗干净。

2.银耳用水浸20分钟，冲洗干净，然后剪碎。

3.鲫鱼去鳞、内脏、清洗干净，用植物油把鲫鱼略煎，盛起。

4.烧沸适量水，下黄豆、白果、银耳、鲫鱼和姜片。

5.水沸后改小火煲约90分钟，下盐调味即成。

功效：此汤可补虚通乳，是促进乳汁分泌的佳品。

豆腐鲫鱼汤

原料：豆腐200克，鲫鱼1条，火腿30克，葱、姜末适量，料酒、醋、盐、油少许。

做法：

1.将鲫鱼洗净，鱼身抹少许盐，可防止粘锅。

2.锅中放入油烧至七成热，放入鲫鱼稍煎一下，再放入火腿、姜末、料酒、醋，加清水煮沸后加入豆腐，再煮10~15分钟，待汤色乳白时，撒上葱末即可。

功效：此菜富含乳汁中不可缺少的各种营养素。

菜心肉丝面

原料：龙须面100克，猪里脊、油菜心各50克，葱花少许，酱油1大匙，淀粉、麻油、盐各1小匙，花生油适量。

做法：

1.猪里脊洗净，切丝，用淀粉抓匀。

2.锅中倒花生油烧热，下葱花煸香，倒入酱油，放适量水烧开，下龙须面煮熟，放肉丝滑散，放油菜心，加盐，再开锅，淋麻油即可。

功效：面汤容易消化和吸收，可快速为新妈妈补充营养。

菜香煎饼

原料：青江菜30克，胡萝卜10克，低筋面粉20克，蛋液10克，植物油10克。

做法：

1.青江菜及胡萝卜洗净后切成细丝。

2.在低筋面粉中加入蛋液及少量的水并搅拌均匀，再放入青江菜丝及胡萝卜丝搅拌一下。

3.植物油倒入锅中烧热，倒入蔬菜面糊煎至熟即可。

功效：青江菜富含膳食纤维，可有效改善产后便秘的症状。

冬瓜玉米瘦肉汤

原料：冬瓜200克，猪瘦肉100克，胡萝卜半根，玉米1根，干香菇3朵，姜2片，盐适量。

做法：

1.冬瓜去皮洗净，切厚块；玉米洗净切段；胡萝卜去皮，洗净切块；干香菇浸软后去蒂，洗净。

2.猪瘦肉放入沸水锅内氽烫，捞出洗净切片。

3.煲中加适量水，用大火煲沸后，放入除盐外的所有原料。

4.煲沸后以小火煲一个半小时，下盐调味即成。

功效：冬瓜中的丙醇二酸，能有效抑制糖类转化为脂肪，可控制产后肥胖。

第5周：补充奶源，确保哺乳

青木瓜烧带鱼

原料：鲜带鱼350克，青木瓜400克，葱段、姜片、醋、盐、酱油、米酒水各适量。

做法：

1.将鲜带鱼去鳃、内脏，洗净，切成3厘米长的段；青木瓜洗净，削去瓜皮，除去瓜核，切成3厘米长、2厘米厚的块。

2.砂锅置火上，加入适量清水、带鱼、青木瓜块、葱段、姜片、醋、盐、酱油、米酒水，煮至鱼熟瓜烂即可。

功效：此菜具有养阴、补虚、通乳作用，适于产后乳汁缺乏的新妈妈食用。

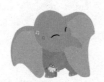

奶汤鲫鱼

原料： 鲫鱼2条（约500克），熟火腿3片，豆苗15克，笋片15克，白汤500毫升，茶籽油3小匙，盐3克，料酒15克，葱2段，姜2片。

做法：

1.鲫鱼去鳞、去鳃、去内脏，洗净，用刀在鱼背两侧每隔1厘米切"人"字形刀纹。

2.炒锅置旺火上，放入茶籽油1小匙半，烧至七成熟，下葱段、姜片炸出香味，放入鲫鱼两面略煎，烹入料酒稍焖。

3.加白汤及清水150克，茶籽油1小匙半，盖煮3分钟左右，见汤汁白浓，转中火煮3分钟，焖至鱼眼突出，放入笋片、熟火腿片，加盐，转旺火煮至汤浓呈乳白色，下豆苗略煮，去掉葱、姜，出锅装盆，笋片、火腿片齐放鱼上，豆苗放两边即成。

功效： 益气健脾，利尿消肿。

清蒸茄段

原料： 茄子2个，米酒水适量，麻油、蒜泥各适量。

做法：

1.茄子洗净，对剖切长段，将麻油、米酒水放入大碗中，茄子放入碗内拌匀。

2.将茄子取出摆盘，上屉或微波炉蒸软。

3.沥干水分，加入蒜泥食用即可。

功效： 此菜富含各类维生素、磷、铁等营养素，蛋白质和钙含量是番茄的3倍，能提高新妈妈的抵抗力和抗衰老功能。

赤小豆大枣糯米粥

原料： 赤小豆、糯米各半杯，橙皮、大枣、红糖各适量。

做法：

1.赤小豆、糯米、大枣用清水分开浸泡2小时。

2.赤小豆、糯米、大枣加适量水放入锅中，用大火煮开，然后转小火煮至软透。

3.橙皮刮去内面白瓤，切丝，放入粥锅中，待橙香渗入粥汁后，加红糖再煮约5分钟即可。

功效： 此粥不仅营养滋补，且易消化吸收，养胃气。

芹菜西蓝花苹果汁

原料：西蓝花50克，芹菜50克，苹果100克，白糖2茶匙，冷开水250毫升。

做法：

1.苹果去皮、去核，切成小块；芹菜切段，西蓝花切块备用。

2.将苹果块、西蓝花块、芹菜段和白糖搅拌，白糖以个人口味适量加入。

3.上述材料放入果汁机中加冷开水搅打2分钟，即可饮用。

功效：控制产后肥胖，缓解便秘。

黑芝麻汤圆

原料：糯米粉、黑芝麻各300克，猪油、白糖适量。

做法：

1.黑芝麻炒熟、研碎，拌上猪油、白糖，三者比例大致为2：1：2。

2.适量糯米粉加水和成团，以软硬适中、不黏手为好，揉搓成长条，分成小块。

3.将糯米团逐一在掌心揉成球状，用拇指在球顶压一小窝，拿筷子挑适量芝麻馅放入，用手指将窝口逐渐捏拢，再放在掌心中轻轻搓圆。

4.烧水至沸，将汤圆下锅煮至浮起即可食用。

功效：黑芝麻是新妈妈的滋补佳品，可预防产后钙质流失、美容养颜和预防便秘。

马铃薯烧牛肉

原料：牛肉500克，马铃薯300克，葱10克，姜10克，米酒水20克，油40克，盐、酱油、糖若干。

做法：

1.将牛肉切成约3厘米见方的块，马铃薯去皮切成滚刀块。

2.炒锅置旺火上，下油烧热，放入葱、姜、牛肉块炒香，加盐、酱油略炒。

3.加米酒水，用旺火烧熟，撇去浮沫。

4.改用小火焖至快烂时，加糖、马铃薯块，焖至牛肉软烂即可。

功效：此菜适合气血虚弱体质、脾胃虚弱体质、病后体虚、术后调养的人和产后新妈妈食用。

豆干炒时蔬

原料：豆干2块，胡萝卜适量，芹菜适量，泡过的香菇适量，麻油1大匙，老姜3片。

做法：

1.胡萝卜洗净后切丝，芹菜洗净后切段，豆干、泡过的香菇切丝备用。

2.锅热后倒入麻油，油热后加入老姜片，煎到呈浅褐色，放到锅边备用。

3.加入豆干、胡萝卜、芹菜、香菇，大火快炒到菜熟为止。

功效：豆干富含植物蛋白，搭配各种蔬菜，是新妈妈的素食最佳选择。另外芹菜可降低胆固醇水平，可供担心胆固醇水平过高的新妈妈食用。

麻油虾

原料：中型虾5只，老姜1块，麻油3大匙，米酒水半瓶。

做法：

1.将中型虾洗干净，擦干，切块；老姜洗干净后切成片。

2.锅加热后，倒入麻油，油热后加入姜片，煎到呈浅褐色，放在锅边。

3.加入虾、米酒水，用大火煮沸后改用小火，煮到米酒水挥发为止，最后加入姜片即可。

功效：虾富含蛋白质，能促进血液循环、补充体力，有利于新妈妈乳汁分泌。

鱼头炖豆腐

原料：鲢鱼头400克，豆腐100克，香菇8朵，盐、葱白丝、油各适量，姜3片。

做法：

1.鲢鱼头洗净，从中间劈开，用纸巾将鱼头表面的水分吸干；豆腐切大块备用；香菇用温水浸泡5分钟后，去蒂洗净。

2.锅置火上，放油烧热，放入鱼头，用中火将两面煎黄（每面约3分钟）。

3.将鱼头摆在锅的一边，放入葱白丝、姜片爆香，倒入开水，以没过鱼头为宜，放入香菇，盖上盖子，大火炖煮50分钟。

4.放入豆腐，加入盐，继续煮3分钟即可。

功效：豆腐素有"植物肉"之称，是新妈妈补充蛋白质的良好选择。

番茄鲜蘑排骨汤

原料： 排骨100克，蘑菇20克，番茄20克，盐、黄酒各适量。

做法：

1.将排骨洗净，用刀背拍松，再敲断骨髓，切成小段，放入碗中加黄酒、盐腌15分钟。

2.将蘑菇洗净去根，切成小块，用沸水焯一下，断生即可，过凉后沥干水分备用。

3.番茄洗净，用沸水焯一下，剥皮后切小块。

4.锅内加入适量清水煮沸，放入排骨、黄酒稍煮一会儿，撇去浮沫，将排骨煮熟，加入蘑菇块、番茄块并煮至软烂，加盐即可。

功效： 番茄可使皮肤色素沉着减退，淡化妊娠斑和妊娠纹。

马铃薯南瓜炖鸡肉

原料： 鸡肉200克，小型南瓜1/4个，中型马铃薯1个，姜3片，麻油1大匙，米酒水半瓶。

做法：

1.中型马铃薯、小型南瓜洗净削皮后切块；鸡肉洗净擦干后切块。

2.锅加热后，倒入麻油，油热后爆香姜片，煎到呈浅褐色为止，放到锅边备用。

3.加入鸡肉略炒后，再加南瓜、马铃薯和米酒水，用大火煮沸后，改用小火煮到米酒挥发、南瓜煮软为止。

功效： 南瓜富含矿物质、维生素、胡萝卜素，有益皮肤、眼睛，为补血之妙品。马铃薯营养成分高，富含维生素C、B族维生素和钾。

肝泥银鱼蒸鸡蛋

原料： 鸡蛋1个，鸡肝1对，银鱼适量。

做法：

1.在鸡蛋顶部钻小孔，待蛋清流出后将蛋黄打入碗里，加50毫升水打散备用。

2.鸡肝处理干净，放入开水锅中焯水，放凉后切薄片、剁碎成泥状。

3.银鱼焯水，剁碎。

4.将鸡肝泥和银鱼碎末放入盛有蛋黄液的碗中，用筷子搅匀，盖上保鲜膜放入锅中蒸至全熟。

功效： 鸡肝是理想的补血佳品，气血不足的新妈妈可适量食用。

山药鱼头汤

原料： 草鱼或鳙鱼1条，山药150克，豌豆苗、海带结、麻油各适量，姜片3片，米酒水1 000毫升。

做法：

1.将草鱼或胖头鱼洗净，只需鱼头，山药去皮、洗净、切块。

2.锅内倒入麻油加热后下鱼头煎至两面微黄时取出。

3.另起锅放入米酒水、鱼头、山药、海带结、姜片，大火煮开后转小火慢熬30分钟即可。

4.放入豌豆苗煮2分钟即可。

功效： 山药助消化、滋养脾胃，能帮助新妈妈恢复体能，促进乳汁分泌。

山药香菇鸡汤

原料： 山药100克，鲜香菇5朵，胡萝卜1根，鸡腿1只，料酒、酱油、盐、糖各适量。

做法：

1.首先将山药清洗干净并去皮，切成片。

2.把胡萝卜去皮并切成片；鲜香菇去蒂，打上十字花刀。

3.把鸡腿清洗干净，剁成小块，用沸水焯一下，去除血水然后沥干。

4.把鸡腿放入锅内，加上料酒、酱油、盐、糖和清水，并加入香菇一起煮，用小火慢煮。

5.煮10分钟之后，加入胡萝卜片和山药片，再煮至山药片熟透即可食用。

功效： 山药具有很好的滋补作用，为产后康复食补之佳品。

鹌鹑蛋奶

原料： 鹌鹑蛋2个，鲜牛奶300毫升，白糖适量。

做法：

1.鹌鹑蛋去壳，加入煮沸的鲜牛奶中。

2.煮至蛋刚熟时，离火，加入适量白糖调味即可。

功效： 鹌鹑蛋营养价值很高，适合体质虚弱、气血不足的新妈妈食用。

美味香菇肉粥

原料： 猪肉糜100克，白米50克，芹菜30克，虾干30克，香菇3朵，红洋葱3粒，油1/2大匙，1小匙酱油，1/7小匙胡椒粉。

做法：

1.先将红洋葱、虾干、芹菜清洗干净，分别切成细末。

2.接着把香菇泡软，去蒂并切成丝，猪肉糜放入碗中加半小匙酱油搅拌均匀备用。

3.将白米清洗干净，放入锅中加2杯半的清水，然后大火煮沸，接着改用小火煮成半熟稀粥。

4.锅中倒入半大匙油，放入红洋葱末用中火爆香，接着再加入香菇和剩下的酱油快炒，最后加入虾干、猪肉糜，炒熟并盛起，加入半熟稀粥用中火煮开，然后小火慢煮约15分钟，再加入胡椒粉和芹菜末即可食用。

功效： 此粥富含多种营养素，可满足母乳喂养的宝宝生长发育的需要。

什锦烧豆腐

原料： 豆腐200克，猪瘦肉25克，鸡肉50克，火腿25克，料酒25克，笋尖25克，冬菇25克，酱油15克，干虾米2.5克，葱、姜末各2.5克，油、肉汤适量。

做法：

1.首先将豆腐清洗干净，切成方块。

2.接着把泡好的冬菇切成小片，笋尖、鸡肉、火腿、瘦猪肉等均切成片。

3.锅置火上，放油将其烧热，放入葱、姜末和干虾米，炒后立即放入豆腐和切好的鸡肉片、猪肉片、火腿片、笋片、冬菇片等，并倒入料酒和酱油炒匀，加入肉汤，等煮沸后倒进砂锅，移至小火上煮10分钟左右即可食用。

功效： 此菜富含蛋白质，有利于新妈妈身体复原和为宝宝分泌营养价值高的乳汁。

第6周：帮助身体复原

百合糯米粥

原料：百合60克，糯米200克，糖50克。

做法：

1.糯米洗净入锅，加入洗净的百合，加水适量。

2.旺火煮沸，改用温火煮至熟烂，加糖拌匀即成。

功效：此粥能补中益气、清心安神，对身体素质弱、胃纳差、失眠、精神不佳的新妈妈尤为适宜。

橘皮粥

原料：橘皮5克，粳米50克。

做法：

1.将橘皮晒干，研成细末（如不研，煮煎取浓汁煮粥即可）。

2.将粳米加水入砂锅内，煮成稀粥，加入橘皮末稍煮片刻，待粥稠熄火。

3.每日早、晚温热食用，连续食用5日。

功效：橘皮有健脾理气的作用，与补脾、胃的粳米共煮成粥，效果更好。

鸡蛋三丁

原料：鸡蛋3个，豌豆80克，胡萝卜1根，盐适量，麻油1滴。

做法：

1.鸡蛋煮熟，捞出去壳，留蛋白，将蛋白切丁，备用。

2.豌豆洗净；胡萝卜洗净、切丁，撒上盐腌制片刻，入蒸屉蒸熟。

3.将蛋白丁、胡萝卜丁、豌豆盛入盘中，加入剩余的盐、麻油拌匀即可。

功效：鸡蛋中的蛋白质在人体中的利用率高达98%，是哺乳期的理想食物。

麻油米线

原料：米线50克，蛤肉50克，麻油2小匙，姜片、盐各少许，菜籽油适量。

做法：

1.蛤肉洗净沥干水分备用。

2.起油锅，热菜籽油爆香姜片，加入蛤肉快炒后，将蛤肉捞出。

3.另外烧开一锅水，将米线煮熟捞起，再加入蛤肉，然后加盐、淋上麻油。

功效：麻油有防止血管硬化的作用。因为麻油较为燥热，如果感冒、发烧或是咳嗽了，应该避免食用。

豆腐香菇猪蹄汤

原料：豆腐、丝瓜各200克，香菇50克，猪前蹄1个（约1 000克），盐10克，姜丝、葱段各5克。

做法：

1.将猪前蹄洗净斩成小块；豆腐放盐水中浸泡10～15分钟，洗净切成小块，备用；丝瓜削去老蒂头，在清水中洗净，切成薄片，备用。

2.将猪蹄置于锅内，加水约2 500毫升，于炉火上煎煮，煮至肉烂时，放入香菇、豆腐及丝瓜，并加入盐、姜丝、葱段，再煮几分钟即可离火。

功效：此菜可益气生血、养筋健骨，对乳汁分泌不足的新妈妈具有良好的催乳效果。

山药豆腐汤

原料：山药100克，豆腐200克，蒜1克，酱油5克，麻油30克，葱2克，盐3克，花生油适量。

做法：

1.山药去皮，洗净，切成小丁块。

2.豆腐以沸水烫一下，切小块。

3.葱切成花，蒜打成蓉。

4.锅放炉火上，加入花生油20克，烧至五成热，放入蒜蓉爆香，倒入山药丁翻炒数遍，加水适量，待沸后倒入豆腐块，再放入酱油、盐，煮沸，撒上葱花，淋上麻油即成。

功效：山药可促进食欲，豆腐营养丰富并有清热作用，此汤有开胃、清热之效。

豆腐甘蓝

原料：豆腐、甘蓝各200克，葱丝、姜丝、花椒、酱油各5克，盐2克，油适量。

做法：

1.将豆腐切块，放入沸水锅中余烫3分钟后捞出，冲水沥干。

2.甘蓝洗净，切小块。

3.锅中油烧热，爆香花椒、姜丝、葱丝，放入甘蓝块大火翻炒，再放入豆腐块，加酱油炒匀，最后加盐调味。

功效：豆腐性凉，味甘，有一定的催乳作用，产后乳汁不足的新妈妈宜食。

马铃薯鸡蛋卷

原料：鸡蛋1/2个，马铃薯1/2个，牛奶10毫升，植物油适量，黄油、盐、香菜末各少许。

做法：

1.将马铃薯煮熟之后捣碎，并用牛奶、黄油拌匀；鸡蛋放盐调成鸡蛋糊。

2.平底锅烧热放植物油，把调好的鸡蛋糊煎成鸡蛋饼。

3.把捣碎的马铃薯泥放在上面，将马铃薯泥贴在鸡蛋饼上卷好。

4.在上面放少量的香菜末作装饰。

功效：此菜营养成分全面，可提供给新妈妈不可缺少的营养素。

苦瓜鱼肉沙拉

原料：草鱼肉200克，苦瓜2条，生菜叶4片，盐、胡椒粉、油各适量，料酒1小匙。

做法：

1.草鱼肉撒上盐、胡椒粉和料酒腌一下；苦瓜洗净切块，用盐腌制后备用。

2.锅中倒入少许油，略煎至鱼肉变金黄后盛起备用。

3.将生菜叶铺在盘底，依次放上鱼肉、苦瓜块即可。

功效：苦瓜有降火功效，新妈妈上火时可适量吃些苦瓜，利于产后恢复。

笋尖焖豆腐

原料：干口蘑5克，干笋尖、干虾米各10克，豆腐200克，葱花、姜末、植物油、酱油各适量。

做法：

1.先将干口蘑、干笋尖、干虾米等用温开水泡开，泡好后将口蘑、笋尖均切成小丁，豆腐切片，虾米、口蘑汤留用。

2.将植物油烧热，先煸葱花、姜末，然后将豆腐片放入快速翻炒，再将切好的笋丁、口蘑丁等放入，并加入虾米、口蘑汤、酱油，再用大火快炒，炒透即可。

功效：此菜清热消痰，利膈爽胃，并且能量很低，新妈妈食之，有助于瘦身。

乌鱼丝瓜汤

原料：乌鱼1条，丝瓜300克，盐、麻油、菜籽油、黄酒、姜各适量。

做法：

1.乌鱼宰杀去掉内脏、鳃、鳞，洗净，剁成块；丝瓜洗净后切段；姜洗净、切片。

2.烧热锅，加菜籽油，放鱼块煎至微黄，锅中注入清水适量，放入姜片、盐、黄酒，用大火煮沸。

3.用小火慢炖至鱼七成熟，加丝瓜煮约1分钟，加麻油调味即可。

功效：此汤具有温补气血、生乳通乳的功效，适合产后调养期的新妈妈食用。

甜醋猪蹄姜汤

原料：猪蹄1只，生姜250克，冰糖1块，甜醋适量。

做法：

1.将猪蹄去毛、切块，然后用沸水煮5分钟。

2.将生姜去皮、拍裂，一起同猪蹄放入瓦煲，加上甜醋。

3.煮沸后，改用文火煲2个小时，放入冰糖调味即可食用。

功效：猪蹄味道可口，营养丰富，是滋补佳品。

烧丝瓜

原料：丝瓜片800克，水发香菇50克，盐、料酒、水淀粉、姜汁、麻油、花生油各适量。

做法：

1.首先倒花生油入锅烧热，用姜汁烹。

2.接着放入丝瓜片、水发香菇、盐、料酒，煮沸至香菇和丝瓜入味，用水淀粉勾芡，淋入麻油搅拌均匀即可食用。

功效：丝瓜汁有"美人水"之称，有滋补养颜、美容祛斑的功效。

青木瓜银耳鱼尾汤

原料：沙参5支，草鱼尾1条（约500克），油3汤匙，银耳1朵，青木瓜1个，姜3片，盐1/2汤匙，清水8碗。

做法：

1.银耳浸泡至涨大，去蒂，将沙参清洗干净，青木瓜削皮去子，切成块。

2.将草鱼尾清洗干净、去鳞，倒油入锅，并烧热，加入姜片、草鱼尾，将草鱼尾两面煎至金黄色，倒入2碗清水稍煮。

3.煮沸瓦煲的水，加入银耳、青木瓜和沙参，再倒入草鱼尾和汤，用小火煲1小时，下盐调味即可食用。

功效：青木瓜口感鲜美兼具食疗作用，对女性更有美容功效。

醋熘茭白

原料：茭白200克，酱油、猪油、糖、醋、花椒油、水淀粉各适量。

做法：

1.剥去茭白外层老叶，洗净，切成小块。

2.炒锅置旺火上加热，入猪油和花椒油，待热，放入茭白煸炒。

3.熟后加入糖、醋、酱油，并用水淀粉勾芡后即成。

功效：茭白甘寒，性滑而利，哺乳期适量吃些茭白，有催乳的功效。

干贝玉米羹

原料：干贝20个，鲜玉米粒150克，鸡蛋1个，玉米淀粉、黄酒、盐各适量。

做法：

1.干贝放水中泡软后上笼蒸2小时，取出用手捏碎。

2.将鸡蛋打散，鲜玉米粒洗净，备用。

3.锅内放适量水，加干贝、鲜玉米粒烧开锅后，加盐、黄酒，玉米淀粉兑水勾芡，将鸡蛋淋入锅内即可。

功效：干贝含有多种人体必需的营养素，可提高乳汁的质量。

黄豆桂圆姜汁粥

原料：大米150克，桂圆50克，生姜50克，黄豆适量，蜂蜜1大匙。

做法：

1.大米淘洗干净，浸泡30分钟；桂圆、黄豆泡水洗净。

2.生姜洗净，磨成姜汁备用。

3.大米放入饭锅中，加清水，上大火煮沸，转小火。

4.加入桂圆、黄豆、姜汁及蜂蜜等调味料，搅匀，煮至软烂，出锅装碗即可。

功效：桂圆可养血益气，适用于产后气血虚弱、乏力等症。

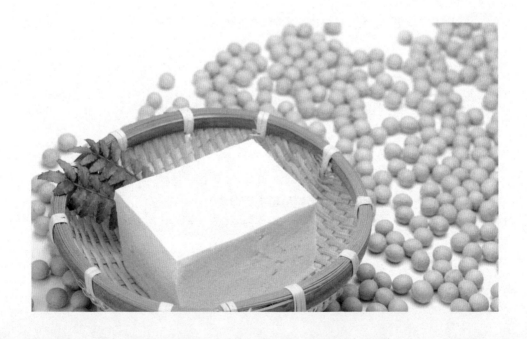

掌握哺乳技能

产后 1 小时内开奶

"开奶"指的是新妈妈第一次给宝宝喂母乳。开奶越早越好，一方面能迅速建立起宝宝和新妈妈的感情，让宝宝熟悉新妈妈的味道，得到充分安全感，而且能让新妈妈输乳管尽早得到疏通，避免涨奶时的痛苦。另一方面，宝宝的吮吸动作能给新妈妈的脑垂体有利的刺激，刺激其多分泌催乳素，以便更早更多地下奶。而且开奶后，即使在下奶前给宝宝用奶瓶喂配方奶，他也不会轻易发生乳头错觉。

如果分娩顺利，宝宝出生以后，护士给他清洗完就会将他放到新妈妈的怀里，让新妈妈抱一会儿，这个时候就可以开奶了。虽然可能吸不出来奶，或者吸出来也很少，但是也要喂。

新妈妈此时还没有出产房，还要平躺在产床上，操作起来有点不太方便，所以当护士抱来宝宝的时候，可以请她把宝宝放在他的嘴巴正好可以含到乳头的位置上，然后新妈妈用手臂托住他的后背和臀部，让他侧脸俯卧在自己身上，等他的嘴巴触碰到乳头就会自动寻乳，含住乳头开始吮吸。如果宝宝自己没有寻乳，就用手托着乳房将乳头在他嘴角边摩擦几下，刺激他来含乳。这一次吃奶没有时间限制，宝宝含着吸就让他吸，松开了就松开了，不必再给他喂。

如果护士没有抱来宝宝，可以询问一下。一般在宝宝、大人都没问题的情况下，最好在20分钟之内开奶，最晚也在1个小时内。

如果新妈妈是剖宫产，要等麻醉药效过后给宝宝喂奶，也可以用吸奶器代替宝宝吮吸开奶。

开奶后还要让宝宝多吮吸，这是刺激泌乳、疏通输乳管最有效的办法。

头一次分娩的新妈妈刚开始给宝宝喂奶可能会不好意思，也可能因为太累，想偷懒，但是一定要坚持一下，只要宝宝醒来，就要抱起来喂一喂，直到他吐出乳头为止。虽然真正下奶要在产后两三天，但是现在也不是一点儿奶都吸不出来的，虽然量比较少，但是是浓稠的初乳，营养价值是很高的。

学会轻松的喂奶姿势

给宝宝喂奶的姿势其实有很多种，除了可以把他抱在胸前之外，还有以下几种。

❶ 新妈妈坐在床上，将宝宝放在身侧，用被子和枕头把他抬高，让他的头从新妈妈腋下穿过到胸前来吃，新妈妈的手可从下面把宝宝的头托起来。一般将宝宝放在身侧喂奶的姿势比较适合乳房外扩或者乳房特别大的新妈妈，这样乳房不会堵住宝宝的口鼻。

❷ 把宝宝放在床边，用被子和枕头垫高，新妈妈坐在床边，身子前倾让他吃。放在床边喂的方式比较适合剖宫产后伤口还没有愈合但已经能下地的新妈妈，可减少对伤口的影响。

❸ 新妈妈侧躺着，在其头部、后背用靠垫等支撑，哺乳同侧的手臂上举给宝宝头部留出活动空间。宝宝也侧卧，与新妈妈面对面，后背可用靠垫支撑，下巴贴近乳房。这种方式也适合剖宫产后还不能下床的新妈妈，但要注意在哺乳时，新妈妈不可固定宝宝头部，避免宝宝口鼻堵塞而出现窒息的危险。

新妈妈可以选择自己喜欢或合适的方式，也可以几种方式交替着来。

用得最多的还是抱在胸前的方式，这种方式恐怕也是宝宝最喜欢的，因为这样可以被新妈妈妥帖地抱在怀里，而且视线可以跟新妈妈相对，对宝宝来说最有安全感。

既然这种方式宝宝最喜欢，那新妈妈就多将宝宝抱在胸前喂奶。不过，新妈妈可以想些办法，让自己更舒服点。毕竟喂奶不是一件轻松事，况且新生儿期的宝宝每天要吃十多次奶，每次都得吃20分钟左右，慢的恐

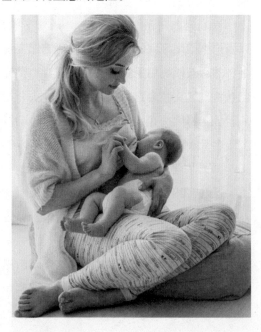

怕要吃40分钟。如果新妈妈坐得不舒服，是非常累的。为了坐得更舒服点，建议首先要找有靠背的地方，沙发或者椅子都行，在床上就最好靠着床头。另外新妈妈最好借助一些工具把大腿抬高，如果坐在沙发或者椅子上，就在脚下垫个小凳子，把大腿抬高；如果坐在床上，就在大腿下面垫个哺乳枕，这种"U"字形的哺乳枕在一般的母婴店或者网络购物平台上都有卖。这样手臂能得到大腿的支撑，不会特别累，且手臂抬高之后，腰背就可以保持直立，不用弯得太厉害，可避免腰酸背痛。这样处理后，新妈妈全身就都能放松了，哺乳时间久一点也不会很累。

新妈妈的姿势调整舒服了，也要让宝宝舒服。宝宝被抱在怀里的时候，后脑勺应该正好搁在新妈妈肘弯的地方，头是稍向后仰的，身体则躺在新妈妈的手臂上，臀部在新妈妈的手掌里。当宝宝开始吃奶后，宝宝跟新妈妈是胸贴胸、腹贴腹的，而且视线刚刚好能跟新妈妈的视线相对。另外，新妈妈要注意宝宝鼻孔是不是被乳房堵住了。鼻孔被堵住后，宝宝呼吸不畅，很难顺利吮吸。如果宝宝鼻孔被堵住了，说明抱宝宝的姿势有些问题，宝宝的头没有向后仰，而是向前俯屈的，这时候要调整下手臂和宝宝的相对位置。右手抱宝宝就把右手肘向左侧送送，左手抱宝宝就往右送送，让宝宝的头稍向后仰。当然如果新妈妈的乳房的确比较大，调整之后宝宝的鼻孔还是会被堵住，那就要用一只手将乳房向下按一点，给宝宝留出呼吸的空间。

让宝宝正确含乳

乳汁藏在乳晕下面的乳窦里，只有乳晕部位得到按压，乳汁才能顺利、大量地流出，但是如果任由宝宝自己去含乳，多数宝宝只是把乳头含到嘴里，这样吮吸的时候是吸不到多少乳汁的。只有当宝宝张大嘴，把所有乳晕或者乳晕的大部分含在嘴里，才能有效地吮吸到大量乳汁。

喂奶时，当宝宝张开嘴凑上来了，新妈妈可以用手指轻轻按压他的下巴，迫使他将嘴张到更大，然后迅速将乳房向前送，让他含住，并且宝宝的下巴要紧贴妈妈的乳房，这时候他就把大部分乳晕都含在嘴里了。宝宝含乳之后新妈妈可以检查一下，看看是否正确。第一，含乳正确的时候，宝宝的下嘴唇是在乳晕下侧并向外翻着的，如果向里缩着，说明不正确；第二，含乳正确的时候，宝宝吮吸的时候新妈妈是感觉不到乳头有摩擦感的。如果能感觉到摩擦而且感觉有些疼痛，那就是宝宝含乳姿势不正确；第三，含乳正确的时候，宝宝的嘴巴是张大的，如果嘴唇在乳头周围撅了起来，那也说明含乳不正确。

如果宝宝含乳时下嘴唇向里缩，就用手指把下嘴唇翻出来。如果宝宝嘴巴没有张大，乳头能感觉到摩擦，可以用手按住他的下巴，让他把嘴张大一些，然后把乳房再往里塞一些。如果无法调整，就把宝宝抱离乳头，然后重新用正确的方法含乳。含乳正确了，宝宝的嘴里会塞得满满的，头部则会自动向后仰，鼻孔会远离乳房。这样的姿势下，宝宝吞咽很顺畅。

从开奶起，就应该坚持让宝宝学习正确含乳，此时新妈妈还没有涨奶，乳房比较柔软，宝宝含住乳晕不太难。

爱心小贴士

宝宝含乳不正确，不要忽视或者得过且过。如果宝宝总是不能正确含乳，新妈妈的乳头受摩擦太多，皮肤会破损，一旦不能及时痊愈，可能引起乳腺炎，会让新妈妈吃很多苦头。

涨奶时怎么办

下奶一般是在产后2~3天，剖宫产妈妈可能晚一两天。每个乳房上有15~20根输乳管，乳汁分泌出来以后就通过这些输乳管被输送到乳窦处，储存起来。

下奶时新妈妈的感觉非常明显，乳房会变得特别大，不但高耸，而且面积大大扩张了，向两侧扩张直到腋下，向上可到达锁骨下，新妈妈会感觉特别涨、特别疼，皮肤绷紧且发热，用手触摸，能感觉到明显的硬块，像石头一样。

此时如果输乳管已经疏通，宝宝吮吸的时候，嘴唇和舌头按压乳窦，乳汁就从输乳孔流出，宝宝就吃到奶了。所以此时给宝宝喂一喂，乳房很快就会缩小，不舒服的感觉很快就能消解，但如果输乳管还没有畅通，尤其是全部或大部分不通就比较麻烦，乳汁会淤积起来，越积越多，就会引起胀痛，有时候甚至会把新妈妈折磨哭。

输乳管部分不通的时候，宝宝吃完，乳房上有的部位会变软，有的地方仍然硬如石头，变软的部位说明输乳管已经通畅，仍然坚硬的部位说明输乳管还没通。

疏通输乳管的方法有很多，关键是让宝宝多吸，宝宝的吮吸是非常有力的，如果堵塞不是很严重，一两天之后也就全部通了。如果堵塞较严重，乳房涨得很硬，宝宝是吸不动的。如果宝宝只吮吸而没有吞咽的动作，就是吸不出奶，就不能再让他频繁吸了，否则会刺激乳汁分泌更盛，新妈妈会涨得更难受，这时候需要想其他办法。

❶ 可以找个大点的还在吃奶的宝宝帮忙吸，见效会非常快，这样的宝宝技术熟练而且吮吸力度比刚出生的宝宝大，吸两三回就能全部吸通。但是要找个符合条件的宝宝还是不那么容易的，就算找到了，有的宝宝认生，也不愿意吸。

❷ 可以试试大人来吸，宝宝的爸爸是最佳人选。

❸ 可以用吸奶器吸，只是没有宝宝吸见效快。

❹ 可以冷敷，把毛巾浸湿冷水敷在乳房上，让肿胀的组织消肿，缓解胀痛的感觉。

❺ 也可以用热水淋浴，热水刺激乳房可以引起射乳反射，部分乳汁流出来，胀痛感觉也会减小一些。

❻ 还可以按摩，在手上或者乳房上涂些乳汁，把掌心贴在胸部皮肤上，由乳房根部向乳头方向加压滑动，到乳头处用大拇指和食指挤压乳头，哪里没通就按摩哪里，让淤积的乳汁从乳房根部的输乳管向乳头流动，让输乳管通畅。按摩还有一个古老的办法，不用手，用木梳的背，反复从乳房根部向乳头滑动按摩。这个方法大概是取木梳的疏通之意，不过中医也认为用木梳刺激特定区域有疏通气血的作用。新妈妈在按摩时如果手累了就可以换木梳用。不管用什么，力道注意不能太大，轻轻从皮肤上滑动就行，如果用力过猛，也会加重组织的肿胀，反而不利于输乳管疏通。

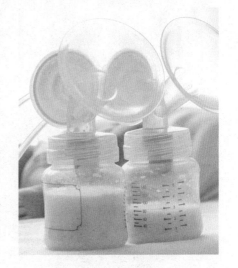

❼ 在医生指导下使用疏通输乳管的药物，如"生乳汁"。

❽ 以上方法都不奏效的时候，可以请催乳师来按摩，专业的催乳师会更有办法。

乳房涨奶疼痛时，新妈妈千万不能因为怕疼而不碰它，如果两三天不处理，会把奶憋回去，到时候想再追奶下来就难了。

夜间怎样哺乳

　　新生儿期的宝宝不管白天还是夜里都是要吃奶的，虽然夜里吃奶的频率没有白天那么高，但是对于需要好好休息的新妈妈来说也是非常劳累的。但是只有新妈妈休息好，才能恢复好，也才能更好地照顾宝宝。所以新妈妈应该想办法多休息，缓解夜间哺乳的劳累。

　　晚上因为比较放松，而且喂奶间隔长，一般此时泌乳都比白天多。新妈妈不要因为疲累拒绝夜间哺乳，也不建议晚上改为喂配方奶。其实，就算夜间改为喂配方奶，新妈妈也会因为涨奶严重而休息不好。而且晚上不哺乳，大脑就会接收到一个信号，不需要那么多乳汁，那么泌乳量就会变得越来越少，慢慢地可能白天也不够宝宝吃了。所以晚上还是要喂母乳，尽量不要拒绝夜间哺乳。

　　新妈妈既要坚持夜间哺乳，又不希望自己那么累，就只能注意一些细节了。

◎ 尽量早睡

　　新妈妈安顿好宝宝后自己就尽快躺下，不要在宝宝睡着一两个小时了才去睡，那样就会在刚刚进入深度睡眠的时候被宝宝吵醒，这时候是最困的，新妈妈会特别烦躁。如果跟宝宝同时上床睡觉，那就能睡比较长的时间。

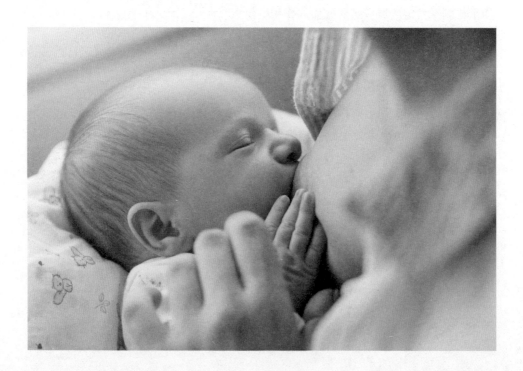

◎ 睡前尽量让宝宝吃饱

喂奶的时候，在宝宝吐出乳头后，抱起来拍几个嗝，然后再喂，宝宝还会吃，不吃之后再拍嗝，再喂，反复几回，直到宝宝坚决不再含乳为止，这说明他已经吃得很饱了。这样吃饱一回后，宝宝一次性睡的时间会比较长，夜里哺乳的次数至少会少一次，新妈妈也就能睡比较长的时间了。

◎ 不饿就让照顾月子的人带

如果宝宝在夜间总是频繁醒来，醒来之后吃奶并不积极，在奶没吃完的情况下又睡着了，说明他并不是真的饿了，这时候可以让照顾月子的人去照顾一下，拍拍、哄哄他，也许宝宝就会继续睡了，这样新妈妈也不用频繁起来，能多休息一会了。

夜里没睡好的时候，尽量在白天让照顾月子的人看着宝宝，自己好好睡一觉，能非常有效地缓解疲劳。

爱心小贴士

在宝宝新生儿期无论什么时候哺乳，新妈妈都尽量不要躺着，除非新妈妈精神状态很好。以免新妈妈因为疲累睡着，导致乳房堵住宝宝口鼻，造成宝宝窒息。较为放心地躺着哺乳，最早也要到宝宝满3个月以后，发生危险时宝宝可以用声音或者动作唤醒新妈妈。

乳头内陷怎么实现母乳喂养

乳头内陷指的是乳头不突出在乳房皮肤上，甚至凹陷在乳房皮肤以下的现象。有这个问题的新妈妈不在少数。内陷不严重，仅仅是扁平或者是脐状乳头，哺乳困难还不是很大，如果凹陷比较深，外形像火山口一样，哺乳困难就比较大。

扁平或者脐状乳头，喂奶前，可以用手牵拉乳头，拉出后保持1秒钟松开，再牵拉，做30次左右或者用吸奶器负压吸乳头，吸住后坚持30秒松开，再吸，共吸5~10次。这样处理后，乳头一般都有些突出了，可以开始喂奶。喂奶的时候用手向后按压乳晕，让乳头充分突出，趁宝宝张大嘴的时候把乳头连同乳晕一起塞入口中。宝宝开始吮吸了，就算成功了。

　　牵拉乳头的动作平时也可以做，不必非等到喂奶的时候。另外现在市面上还有乳头矫正器售卖，宝宝吃奶前用乳头矫正器把乳头拉出来，就能顺利含住了。

　　涨奶不是特别严重的时候乳房伸展性比较好，宝宝含乳也比较容易，可以选择在奶还没涨起来的时候哺乳，不要等到涨奶特别严重的时候才喂。如果涨奶严重了，可以先挤出一部分，让乳房变软，容易含乳了再让宝宝吃。

　　如果凹陷严重，虽然哺乳困难比较大，但是也不要放弃尝试。可以买个仿真乳头罩在乳房上，仿真乳头和乳房之间形成真空，宝宝吮吸仿真乳头，真的乳头就会受压射乳，宝宝也能吃到奶。如果这样也做不到，恐怕母乳喂养就进行不下去了，那最好尽快回奶，给宝宝喂配方奶就可以了。

　　乳头内陷而喂母乳的妈妈还有一个需要注意的点就是清洁，因为乳头内陷，特别容易藏污纳垢，而且因为空气不流通，细菌繁殖比较快，有一点小伤口，就可能会引发乳腺炎，最好是每次哺乳前后都用温开水清洗乳头，保证卫生、干净，减少感染可能。

乳头疼痛怎么缓解

　　乳头皮肤是非常敏感娇嫩的，之前几乎没有得到过任何"锻炼"，宝宝出生后却每天要吮吸10多次，每次要吮吸20~30分钟，新妈妈可能会出现比较严重的疼痛感，要想办法去减轻。

　　如果疼痛感比较严重，尤其每次宝宝开始吸奶的前一两分钟都有锐痛的感觉，可以先给乳房一定的刺激，用手按摩一会儿或者用毛巾热敷，直到发生射乳反射，乳汁自动从乳房溢出，之后再让宝宝含乳吮吸，就不会那么痛了。如果没有射乳反射，新妈妈可以用手挤出一些，让乳头变软，这样疼痛会减少很多。另外，两侧乳房一般都是一侧疼痛比较严重，一侧不那么严重，可以让宝宝先吸不怎么痛的那侧，在吮吸这侧的时候，另一侧也会跟着出现射乳反射，溢出乳汁，过会儿再让宝宝吮吸较疼痛侧乳房，也就不那么痛了。

　　另外，建议新妈妈好好保护乳头，尽量减少刺激。注意贴身内衣一定要穿舒适的纯棉产品，不要让内衣的摩擦再给乳头造成伤害，并且内衣不要太肥大了。肥大的内衣晃来晃去，也会摩擦乳头，引起疼痛。另外内衣要勤更换，特别是乳头接触部位被溢出的乳汁打湿的时候，要尽快换。不然过一会儿乳汁干了，内衣会变得非常硬，对乳头的刺激是比较大的。

还有一点要注意，哺乳的时候不要躲避宝宝来含乳，而是应该主动迎上去。如果躲避，宝宝就会用更大的力来含乳，这样反而让乳头更疼痛。

过几天，乳头适应了这样的吮吸，就不会疼了。但是要预防乳头破损，如果乳头发生了破损，疼痛还会继续。

预防乳头破损，最主要的是要让宝宝正确含乳，同时要学会用正确的方法分离宝宝的嘴和乳头。如果宝宝吸乳时新妈妈感觉疼痛，就可能是宝宝含乳不正确，要把他的下巴按下，让他将更多乳晕含入嘴里。如果长时间不纠正宝宝错误的含乳方式，乳头的皮肤会被磨破，而且不止一次，就会很疼了。严重的还可能造成感染，引起乳腺炎。

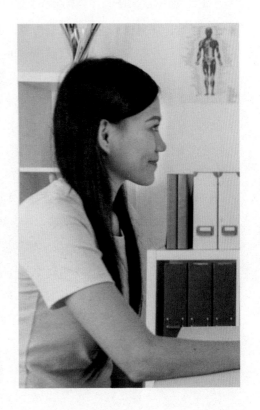

把乳头从宝宝嘴里抽出的时候，不要强行抽出，以免过度摩擦乳头，应该是先按住他的下巴，让他把嘴张开后才能抽离。

乳头破损怎么哺乳

哺乳初期，因为宝宝吮吸频繁，新妈妈的哺乳技术也不熟练，乳头皮肤破损的可能性还是比较大的，而且可能不止一次。

要预防乳头破损，除了我们说的要让宝宝正确含乳，就是将乳晕连同乳头一起含入外，新妈妈在喂完奶之后要记得不要马上穿上内衣或者放下外衣，避免让乳头处在湿润的环境中太长时间而易受损伤；更不能让宝宝含着乳头睡觉，这个习惯绝对不能养成。如果宝宝含着乳头睡着了，就捏捏他的耳朵或者拍拍他的脚底叫醒他让他继续吃，如果他不吃了，就要按着他的下巴，让他张开嘴把乳头吐出来。然后让乳头在空气中晾一会，待到自然风干再穿衣服，避免乳头皲裂或者起湿疹。如果在哺乳后能用温开水擦洗一下，风干后再穿衣服效果会更好。

如果新妈妈的乳头已经损伤、红肿或者皲裂，要注意避免感染，并想办法让伤口尽快痊愈。首先每次哺乳完后用温开水清洁乳头，然后可以挤出两滴乳汁涂抹在乳头上，等待自然风干，乳汁可以帮助伤口愈合。另外也可以涂抹羊脂膏，羊脂膏也能滋润、保护乳头皮肤不受进一步损伤。小伤口一般两三天就可以愈合。

仅仅是乳头破损，破损也不严重，而且没有感染的情况下，哺乳是可以继续的，只是在每次哺乳的开始几秒钟，宝宝含住乳头开始吸的时候会比较疼，忍耐一下就过去了。哺乳也不影响伤口愈合。如果损伤已经比较严重，而且较长时间不愈合，那就需要每次把乳汁挤出来用奶瓶或者杯子和勺子配合喂给宝宝，让乳头休息两三天，之后伤口愈合了可以恢复直接哺乳。如果损伤的是一侧乳头，另一侧是完好的，尽量多用完好侧乳房哺乳。如果一侧就喂饱了宝宝，那就把另一侧的乳汁挤出。

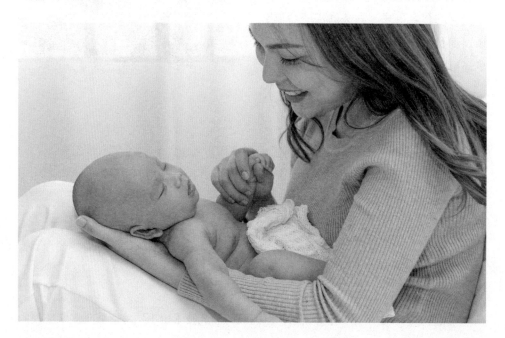

爱心小贴士

如果乳头破裂部位颜色发白或者已经有脓水流出，那是感染了，就不能再哺乳了，要尽快看医生，避免发展成乳腺炎。

新妈妈谨防乳腺炎

乳腺炎是哺乳期的高发病，尤其是刚开始哺乳的阶段，发病率特别高，初产的妈妈差不多有50%都患过乳腺炎。乳腺炎不严重的时候，只是单纯发炎，不影响哺乳，而且哺乳有助于消炎。但是如果严重了，已经化脓，那就绝对不能哺乳了，带有致病菌的乳汁进入宝宝身体也会引起宝宝感染，这时新妈妈需要尽快治疗。情况特别严重，可能需要手术，还要用到抗生素。

哺乳期预防乳腺炎的两个关键点：一是预防乳汁长时间淤积，二是避免乳头皮肤破损。导致乳汁淤积的因素是比较多的，新妈妈需要一一避免。输乳管不通畅，乳汁分泌较多而宝宝吃得较少都会导致乳汁淤积。为了防止乳汁淤积，新妈妈在哺乳时要做到以下几点。

◎ 哺乳要规律

乳房中的乳汁不能滞留太长时间，如果乳汁总是淤积，长时间都得不到清空，就很容易滋生致病菌，引起炎症。初期哺乳要做到每2~3小时喂一次，这次先喂左侧，下次要先喂右侧，先喂的那侧都更容易排空，轮换着来，如果这次只喂了一边，下次就要喂这次没喂的那一侧，这样就不会发生乳汁长时间淤积的问题了。

如果宝宝长时间不吃奶，或者连续几次都没有吃空乳房，要用吸奶器把乳房内的乳汁吸空。

◎ 哺乳的姿势可以多变换

宝宝的吮吸力并不是均匀分布的，一般是下嘴唇的部位吮吸力更强，所以横抱着哺乳时乳房下面的乳汁更早被吸空。如果让宝宝的下嘴唇有机会对着不同的方向，尽量让所有的输乳管中的乳汁都能有机会被吮吸到，那么乳房各个方向的输乳管就不容易淤积乳汁。所以，哺乳姿势要多变换，可以这次躺着喂，下次抱着喂，再下次放在身侧喂，还可以新妈妈和宝宝处于相反方向躺着喂，等等。

不过，乳房特别大或者下垂比较严重的新妈妈，乳房下面的输乳管可能也不那么畅通，即使横抱着喂奶，乳房下半部分也都有可能出现乳汁淤积。这类新妈妈哺乳时，如果是横抱宝宝，建议要用手把乳房扶起来，让下半部分输乳管中的乳汁能顺利流出。

◎ 穿戴的胸罩要足够宽松，睡觉的床铺要平整

如果胸罩太紧，边缘又太硬，可能压到输乳管上；床铺不平整，有的地方比较

硬而突出，同样会压到输乳管，引起乳汁淤积。

如果新妈妈的乳汁流速快，宝宝吃奶的时候会呛到，需要用手压着乳晕，减缓乳汁的流速，但也不能压太长时间，以免引起乳汁淤积，一般宝宝吮吸比较从容的时候就可以尝试放开。

乳汁淤积造成的乳腺炎是由内而外的，如果乳头皮肤破损，乳腺炎则是由外而内感染的，细菌是从乳头破损处进入乳房繁殖的。所以乳头皮肤要尽量保持完整，如果出现了破损，要讲究卫生，减少细菌附着，并且尽早医治，认真护理，让乳头皮肤尽快痊愈，这样发生乳腺炎的概率就低很多。乳头内陷的新妈妈也要格外注意乳房卫生。

如果乳汁已经淤积了，新妈妈感到乳房疼痛、肿胀、发热，能摸到硬块，只要没有形成脓肿就还不用着急。淤积不严重的时候，肿块一般只有1~2个，新妈妈可以把宝宝的下嘴唇调整到正对着肿块的方向，这样肿块所在的输乳管能被更快地疏通，肿块也就消散得更快。宝宝吃奶的时候，新妈妈可以用手或者梳子背按摩，在有肿块的部位，从乳房根部向乳头的方向慢慢滑动，辅助输乳管中的乳汁流出，也能让肿块更快消散。当然不吃奶的时候也可以按摩。

其实在乳腺炎早期，只要让宝宝多吮吸，让乳汁排空，吸不完就用吸奶器排空，疼痛、肿胀的感觉随后就会消失。新妈妈千万不要因为怕疼而不给宝宝哺乳，宝宝有力的吮吸是化解肿块最有效的方法。

另外，还可局部进行热敷，每次热敷20~30分钟，每天3~4次，也可以消炎。有个中医的方子对缓解乳汁淤积也有很好的效果，就是用30克橘子核煎水喝，喝2~3次，可以缓解乳汁淤积，一定程度上还可以预防乳汁再次淤积。

肿块24小时内消散就没有任何问题，如果24小时过后仍然没有消散，新妈妈最好看医生，如果已经出现了发热症状，体温超过38.5摄氏度，并伴有疲惫、畏寒、食欲减退等症状，说明肿块可能已经化脓，一定要尽快看医生。此时不能再给宝宝哺乳了，乳汁已经被感染，宝宝吃了可致病。突然宝宝不能吃了，但乳汁也还是要排空，用吸奶器或者用手挤出乳汁，扔掉。

吃不完的乳汁一定要挤掉吗？

把吃不完的乳汁挤出可预防乳汁淤积，从而避免乳腺炎，但也不是必须要把吃不完的乳汁挤掉。如果宝宝吃得太少，而乳汁分泌又太多，那就需要挤出来，否则

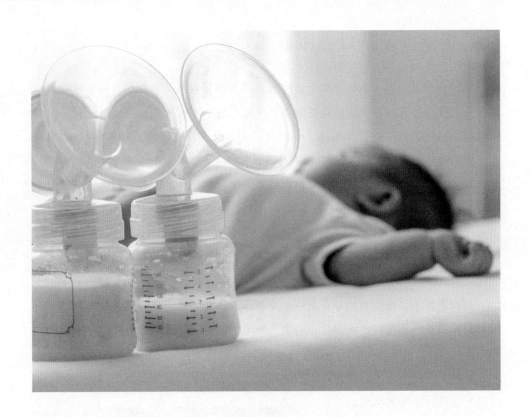

时间长了，有细菌繁殖的可能性。但是如果剩余得不是很多，那就没必要担心，宝宝下次会把这次已经分泌出来的乳汁吃完，剩下的就又是新的，细菌繁殖的可能性是非常小的，不必担心会发生乳汁淤积或引起乳腺炎。

有的人主张吃不完的乳汁一定要挤掉，不然每次都剩下，大脑得到信号——不需要那么多乳汁，乳汁分泌会慢慢减少。而事实上，母乳分泌是随着宝宝的需求而自我调节的，总是在不断地做着实现供需平衡的工作。此时不需要那么多，分泌少点就分泌少点，当宝宝不够吃了，必然会增加吮吸次数，这就又给大脑信号——乳汁不够了，需要加量分泌了。过不了两天，乳汁就会多起来，供需平衡再次实现。

有的人主张挤掉吃不完的乳汁的理由是这次吃不完下次再吃的乳汁不新鲜。其实乳汁分泌是个连续的过程，是不断地在进行着的，所以无所谓新旧，不必在意这一点。

所以，乳汁淤积了或者有淤积的可能才去挤空乳房，如果没有这种可能就没必要去挤，否则无端增加了自己的工作量。如果挤奶手法不对或者吸奶器使用不当，还可能会伤到乳腺。另外乳房挤得特别空还可能会发展到另一个极端，就是无乳，这就得不偿失了。

母乳少还要坚持母乳喂养吗？

新妈妈母乳比较少不够宝宝吃的时候，千万不要灰心，要坚信自己能够母乳喂养成功，这是母乳喂养成功的必要条件。现在母乳少不能说明什么问题，只是暂时的。有的新妈妈月子里乳汁不够，但满月后乳汁就多起来了，有的新妈妈前3个月乳汁都不够，但是坚持喂养，在第4个月乳汁却多了起来，关键在于坚持。

首先要知道，我们的身体非常精密，当宝宝出生后，胎盘脱离母体，孕激素水平降低，随着孕激素水平的降低，催乳素水平快速升高。催乳素水平升高等于打开了乳汁分泌的大门，乳房被催乳素刺激就会开始分泌乳汁。分娩后2~3天就开始下奶，这是每个妈妈都具备的功能，没有理由别人能够母乳喂养，自己就不能。真正无乳或少乳的妈妈不足5%，自己未必就在这5%里。

其次乳汁丰沛所需要的外在条件实现起来并不难，最主要的就是营养支持，以现在的物质条件，我们要做到营养均衡、充足都没有问题，那么母乳不足的可能性就小了很多。

最后，关键就看自己的信心和为此而做出的努力了。新妈妈在相信自己一定能成功实现母乳喂养的同时，要积极地努力让宝宝多吮吸。这一点非常重要。宝宝吮吸越多，吃得越多，乳汁分泌就会越多。宝宝不能吸的时候新妈妈就定时、规律地挤出来，保证不给脑垂体负面信号，那催乳素的水平就会一直维持，母乳也就能一直维持在一个水平了。

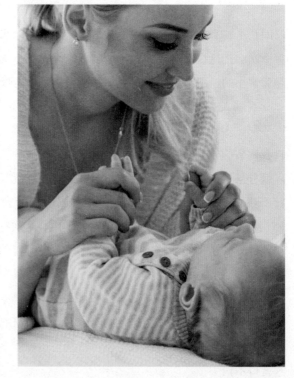

平时只要宝宝要吃奶就可以给他吃，即使自己感觉没有乳汁也要喂。母乳很像泉水，是源源不断的，自己感觉没有的时候，只要宝宝吸，还是能吃到几口的，关键是这样的吮吸会刺激泌乳加量。只要再过几天，母乳就会多起来。因此可以说是母乳越少越应该让宝宝吸，千万不要抱着那种"攒奶"的心态，否则会越攒越少。只有不攒，有点儿就让宝宝吃，才能让母乳越来越多。

事实上，新妈妈最终母乳喂养没能成功多数是因为没有信心，早早放弃了努力。

爱心小贴士

有些食物如麦芽、韭菜可能会导致回奶，要少吃，有些药物如避孕药、利尿药，没有必要就不吃。

这些因素可能会让母乳减少

一些偶然的事件或者不经意的一些做法可能会导致母乳减少或者直接回奶，新妈妈要注意避免这些可能会让母乳减少的因素。

◎ 产后补过头

补的目的都是快下奶、多下奶，但是补得太多结果有可能适得其反，有的新妈妈就因为大补过头而回奶了。所以不能大补，更要少吃补药，尤其是人参尽量别吃。

◎ 挑食、偏食

泌乳需要丰富的、种类齐全的营养，有些营养素默默支持着泌乳，但新妈妈却可能并不知道它的作用，如果偏食、挑食很可能就使这些营养素摄入不足而影响泌乳。所以新妈妈尽量不要挑食、偏食，所有的食物种类都不要排斥，做到营养均衡。

另外有些新妈妈奉行素食，在哺乳期最好放弃这种想法。泌乳需要大量的蛋白质，也需要一定量的脂肪，这些营养素只在肉食中含量丰富，素食中含量较低，如果只吃素食且摄入量不是特别大，恐怕很难满足泌乳需求，进而导致泌乳不足。

◎ 休息不好

新妈妈夜里一般比白天母乳多，就是因为夜里比白天休息得好。新妈妈自己也能发现，休息好的时候，乳汁就多一些，休息不好的时候乳汁就少。所以尽量让自己休息好，只要感觉自己需要休息，就把其他事往后放，休息好最重要。

◎ 情绪不良

新妈妈哺乳期如果情绪发生了大的波动，特别是生了一场大气后，乳汁分泌量会骤然下降，而且因为情绪问题导致的乳汁减少几乎是不可逆的，事后再怎么催乳可能都无济于事了。所以新妈妈一定要叮嘱自己少生气，不要吵嘴，不要哭泣。

◎ 跟宝宝接触少

宝宝是激发母性本能的根源，很多新妈妈应该都有过听到宝宝哭后乳汁就自然溢出的经历，所以新妈妈也有理由相信多跟宝宝接触可刺激乳汁多多分泌。有空的时候，新妈妈尽量多看看、摸摸、亲亲、抱抱宝宝，对增加泌乳很有好处。

◎ 胸罩太紧

胸罩如果太紧了，束缚住乳房，使得乳腺组织没有足够的膨胀余地，排乳不畅，长期如此也会减少乳汁分泌。

需要停喂母乳的情况

母乳有些时候需要停喂，可能是因为母乳受污染了，不安全，不能给宝宝吃，也有可能是宝宝出了健康问题不能吃母乳，这种时候母乳喂养需要暂停一段时间，有时候甚至需要永久性停止母乳喂养。

如果新妈妈在产后出现了细菌感染，比如产褥感染、化脓性乳腺炎等，处在急性感染期的时候；或者新妈妈患了肺结核、肝炎，还处在急性传染期的时候，喂母乳是不安全的，致病菌可能感染宝宝。如果新妈妈服用了药物，而这些药物正好会影响宝宝，这时候是不能给宝宝吃母乳的，需要暂时停止哺乳，等新妈妈康复了在医生的指导下才可以重新哺乳。

当然还有患某些疾病比如严重的心脏病、糖尿病、精神疾病等，或者正在服用抗癌药物等的新妈妈是不适合喂母乳的。另外有些宝宝对蛋白质、乳糖等不耐受，可能也不能再吃母乳。

当然能不能喂母乳还是要咨询医生，医生认为没问题就可以喂，医生认为不适合喂就不要勉强。

不管是宝宝的原因还是新妈妈的原因，如果疾病严重且无法短时间内治愈或者调理好，最好停止母乳喂养，改用配方奶喂养宝宝。如果疾病很快可以痊愈，母乳还能继续，那就要尽量保证母乳的分泌量，别让奶憋回去。保证乳汁不变少的方法就是定时将乳汁挤出来，一般宝宝吃奶是2~3小时一次，挤奶也就安排2~3小时一次，每次都要尽量多挤，预防越挤越少。可以手挤，手法不熟练的时候建议用吸奶器，能吸得更干净。

爱心小贴士

挤出的乳汁如果是安全的，也就是说不是因为新妈妈的原因不能喂，那就可以用干净的容器将乳汁密闭存起来，待宝宝能吃母乳了，可以温热喂食。

感冒时怎样喂母乳

感冒时新妈妈可能会担心传染给宝宝，不敢面对面喂母乳了，其实这个要视具体情况而定。

首先，感冒是有潜伏期的，在感冒症状还没有出现的时候，病毒已经在体内存在了，当新妈妈的感冒症状出现的时候，宝宝体内可能也已经潜伏着感冒病毒，在伺机而动了，而乳汁中并没有感冒病毒，所以新妈妈感冒后停止喂母乳对预防宝宝感冒作用不大；没有必要为了预防宝宝感冒而停止喂母乳。

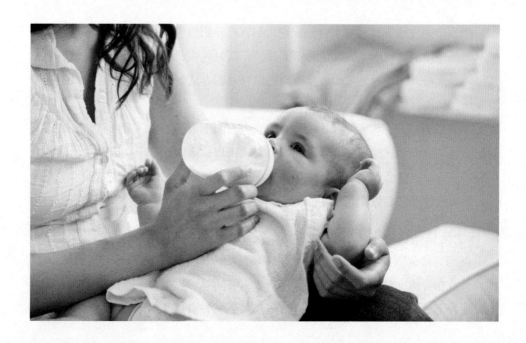

其次，感冒是自愈性疾病，在向痊愈方向发展的过程中，新妈妈的体内会产生抗体，这种抗体却是会进入乳汁的，正常哺乳就可以把这种抗体传输给宝宝，这样有可能在宝宝发病之前，抗体把病毒杀灭，宝宝就不会感冒了。即使宝宝免不了要感冒，因为有这种抗体的存在，症状也会减轻很多，而且宝宝很快就会痊愈。

不过，也不能排除新妈妈的感冒症状出现前宝宝还没有被感染的可能，所以在感冒后，新妈妈跟宝宝还是要做一定的隔离，哺乳的时候最好戴上口罩，给宝宝洗脸、洗澡之前要洗洗手，同样地戴上口罩，以减少传染的可能。

> **爱心小贴士**
>
> 　　感冒后，新妈妈最好不要吃药，吃药可能会影响到宝宝。感冒是自愈性的疾病，短则3天，长则7天就会痊愈。如果感冒较严重，不要自行买药来吃，应该咨询医生，告诉医生正在哺乳，让医生开药或者在医生的指导下买药吃，吃一些对宝宝健康不会造成不良影响的药。

剖宫产新妈妈怎样哺乳

剖宫产的分娩方式有别于自然分娩，剖宫产新妈妈身体受损和体内催乳素的分泌不足都会使剖宫产新妈妈乳汁分泌不及顺产新妈妈快，所以剖宫产新妈妈更要让宝宝频繁吮吸乳头，这是加快乳汁产出的最有效的办法。宝宝的吮吸还可以促进子宫收缩，使伤口尽快复原。

剖宫产新妈妈常常会为如何哺乳发愁。由于伤口的原因，起初很难像顺产新妈妈一样采取横抱式的哺乳姿势，同时也很难采取标准的侧卧位，因此对于剖宫产的新妈妈而言，学会正确的哺乳姿势，才能既有利于新妈妈恢复，也有助于宝宝吮吸，下面两种哺乳姿势就非常适合剖宫产新妈妈。

◎ 床上坐位哺乳

新妈妈背靠床头坐或取半坐卧位，让家人帮助自己将背后垫靠舒服，把枕头或棉被叠放在身体一侧，其高度约在乳房下方，新妈妈可根据个人情况自行调节。将宝宝的臀部放在垫高的枕头或棉被上，腿朝向新妈妈身后，新妈妈用一只手抱住宝宝，使宝宝胸部紧贴新妈妈的胸部。新妈妈用另一只手以"C"字形托住乳房，让宝宝含住乳头和大部分乳晕。

◎ 床下坐位哺乳

　　新妈妈坐在床边的椅子上，尽量坐得舒服，身体靠近床沿，并与床沿成一夹角，把宝宝放在床上，用枕头或棉被把其垫到适当的高度，使宝宝的嘴能含住乳头，新妈妈就可以一只手环抱住宝宝，用另一只手呈"C"字形托住乳房给宝宝哺乳。

哺乳妈妈如何用药

　　很多药物宝宝都不能用，但是很多药物被新妈妈用了之后都会进入乳汁，所以在哺乳期新妈妈尽量不要用药，但是到了必须用药的时候还是得用。如果起病比较急、比较重，比如出现重感冒、高热、宫腔感染、剖宫产伤口感染等，一定不能延误，要尽快治疗，需要用抗生素就要用，不能拖延。只有新妈妈健健康康的，才能给宝宝更好的照顾。

　　不过，新妈妈用药前要先咨询医生，权衡利弊，做出最适合、危害最小的安排才行，要记住一个原则：能不用药就不用药，能用短效药就不用长效药，轻药可治好的不下重药。一般小病像产后痛、失眠、感冒等最好不用药，有的忍一忍或者休息休息就过去了，有的可以食疗解决，有的按摩、推拿也可以缓解，等等。

　　另外，新妈妈用药后，药物对宝宝的影响也是有分别的，同样疗效的药物，有的影响对宝宝无影响或者影响较小，有的影响就比较大，这时候就要选择影响小或者无影响的药物。对宝宝没有影响的药物，新妈妈用了之后还可以哺乳，影响较小的、药效较短、代谢较快的药物可以增加吃药和哺乳的时间间隔，这样在哺乳的时候药物成分可能已经被代谢得差不多了。如果新妈妈必须要用对宝宝影响较大的药物，那哺乳就必须先停几天，待痊愈后、药物代谢已经完成且已完全排泄后再重新开始哺乳。

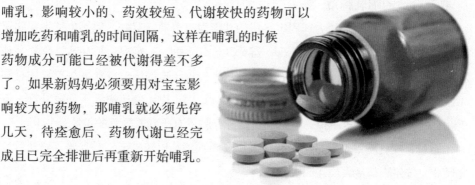

哺乳期怎样呵护乳房

乳房下垂肯定是新妈妈不愿意面对的噩梦，其实哺乳时注意一些，这个问题可以避免。

◎ 哺乳姿势要正确

哺乳时要把宝宝抱到胸部前方，特别是嘴巴，要在乳头的正前方，而不是下方。过程中新妈妈不要含胸驼背，相反地应该是挺胸，让乳房充分突出，这样宝宝含乳才比较容易，乳房向下的拉力才没那么大。另外，哺乳的时候可以用空闲的那只手在乳房下面呈"C"字形托住，避免乳房韧带长时间受力，这是预防乳房下垂的关键。

◎ 认真护理乳房

每天要用温水清洁乳房，温水可以刺激乳房皮肤放松、收缩，增强弹性，对预防下垂是有好处的。另外，特别重要的一点就是按摩。按摩乳房有3种手法。

❶ 双手张开呈契合乳房的形状附在乳房外围，然后加些力度从腋下、乳房下向上向中间滑动、合拢，做20~30次。

❷ 手放在乳房下方托住，从下面顺着乳房的形状，稍用力向上面滑动，一直到锁骨的位置，做20~30次。

❸ 手掌心放在乳晕的上方，螺旋状向上按摩，一直到锁骨的位置，做20~30次。

按摩要坚持，同时要多做扩胸运动，紧实胸部肌肉。哺乳后乳腺会再次萎缩，即使乳房下垂不严重，也不复从前坚挺，而是变得很松软。锻炼和按摩能在一定程度上预防和改善乳房下垂。

◎ 要穿合适的哺乳胸罩

虽然哺乳胸罩的承托力和固定乳房的功能没有普通胸罩好，但是也比不穿胸罩要好，还是能比较有效地托住乳房，避免其过分下垂。一定要记得穿哺乳胸罩，哺乳胸罩没有钢托，乳房覆盖面积大，不会给乳房过于重的压迫。穿戴胸罩要注意别压迫到乳房，要把乳房外缘和下缘全部置于胸罩内，以防胸罩边缘压到输乳管，夜里睡觉的时候要把胸罩脱掉，不然夜里翻身，胸罩有压到输乳管的可能。

不过，哺乳胸罩不要过早买和穿戴，要等到泌乳比较稳定，并且要等奶涨后量完尺寸，按照胸部最大尺寸购买。

　　胸小的妈妈如果想丰胸，哺乳期是个不错的机会，此时乳腺正在经历第二次发育，如果多做些丰胸锻炼比如扩胸运动，会有不错的效果。

避免哺乳导致的"大小乳"

　　新妈妈可能会发现哺乳后两个乳房不一样大了，一侧大一侧小，这就是"大小乳"，其实很多新妈妈都有这个变化，有的还比较明显，影响美观，影响心情。其实只要注意一下，这是完全可以避免的。

　　出现"大小乳"的原因跟新妈妈的用手习惯息息相关，如果新妈妈喜欢用右手抱宝宝，哺乳的时候就会更频繁地先把宝宝抱到右乳房边哺乳，右乳房比左乳房被吸得更空的概率更高。反之亦然。而乳汁是越吸越多的，所以喜欢哪侧手抱宝宝的，哪侧乳房就被吸的多，哪侧乳汁就分泌多，哪侧乳房就比较大，另一侧就会越变越小。所以，更喜欢把宝宝放在右侧哺乳的新妈妈一般右乳房大，左乳房小，更喜欢放在左侧哺乳的就是左乳房大，右乳房小。

　　出现大小乳，新妈妈只要稍加注意，很快就能发现，"大小乳"还是很容易纠正的，只要以后每次新妈妈都先喂小的那侧乳房，尽量吃空后再喂另一侧就可以了。另外，要多对小的一侧乳房进行针对性的按摩和锻炼。

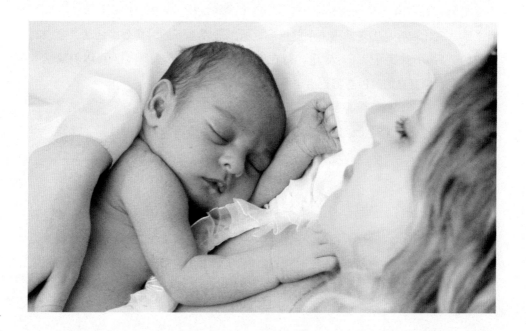

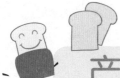

产后常见异常护理与预防

恶露少或恶露不下

　　分娩完成后，恶露就会排出，开始时比较多，后来越来越少，颜色越来越浅，直至最终排完。恶露在最多的时候不会多过月经量，但也不是很少，更不是没有。如果产后没有恶露或者量非常少，要引起重视。这说明该排出的废物没有正常排出，还残留在子宫中。残留物不能及时排出，子宫收缩会受影响，而子宫壁上胎盘剥离时留下的创面愈合也会受影响。

　　分娩后2小时，医生会检查子宫的收缩情况，第二天护士也会过问一下恶露排出情况，如果有异常，医生会使用促进子宫收缩的药物，恶露就会多起来。

　　另外，恶露排出不顺畅还可能是活动量太少的缘故。如果新妈妈整天待在床上且平躺，就比较容易出现恶露不下的情形。所以恶露不下的时候要多活动，顺产的新妈妈产后6小时就可以下床走走，待在床上的时候也不要总躺着，可以斜躺或者坐着，上半身直立的时候恶露排出也会比较顺畅。

　　还有如果新妈妈心情抑郁或者着凉了、受暑热了，也有可能导致气血瘀滞，使得身体新陈代谢速率降低，进而血液循环减缓，子宫得不到足够的能量，恶露排出就不顺畅了。以下方法对恶露不下有一定疗效。

◎ 按摩小腹

　　按摩小腹可以促进子宫血液循环，并刺激子宫收缩，促进恶露排出。躺着或者斜躺着的时候都可以做这个按摩，用掌心从胸口推压至脐部，在脐部轻轻按揉一会儿，然后继续推压至耻骨联合处，再按揉一会儿，做10~15次。按摩的时候，如果感到子宫变硬了，这就是子宫发生收缩了，说明按摩是有效的。

◎ 热敷小腹

从艾叶、陈皮、生姜、小茴香、肉桂、花椒、葱白、川芎等温、热性中药中，选2~3味，炒热或者蒸熟，包在纱布中，趁热敷在小腹上，可活血化瘀并促进恶露早日排出。

◎ 食用活血化瘀的食物

传统上产后吃的一些食物是有活血化瘀的作用的，比如红糖、小米、米酒等，对气血瘀滞引起的恶露不下有预防和治疗的效果，可以适当食用。

爱心小贴士

如果新妈妈子宫收缩乏力的原因是身体虚弱、体质差，一定要加强营养，多吃一些含丰富蛋白质的食物，然后再配合其他手段治疗。

恶露不净

恶露一般是在产后3周就排完了，其中的红色的血性恶露更是最晚2周内排完。如果过了3周恶露仍然继续，那就是恶露不净。恶露不净说明子宫恢复不好，有可能是子宫复旧不良，胎盘剥离留在子宫肌壁上的创面一直不愈合，子宫出血不止，导致血性恶露持续时间长；也有可能是子宫内膜发炎了，在炎症刺激下，蜕膜组织不断排出，使得恶露不净。

恶露不下很快就能发现，恶露不净却要用比较长的时间来确定，所以重在预防。在月子里新妈妈不要吃太多刺激性食物，寒凉食物、辛辣食物都不要吃，这点和恶露不下是一样的。和恶露不下正相反的是，恶露不净时不能吃太多活血化瘀的食物，红糖、生化汤这些都不能用太久，红糖连续食用不能超过10天，生化汤则不能超过7天。如果在恶露变少的情况下，吃了红糖发现又多了，就绝对不能再吃了。为了预防产后感染引起的恶露不净，新妈妈要注意讲究卫生，每天都用专用的小盆、干净的温开水清洗外阴。恶露未净时，不盆浴，不过性生活，并保持外阴干燥、清洁，最好不用卫生巾而是用产褥期护理垫，后者透气性更好。如果用卫生巾，则每2~3小时一定要更换新的，避免外阴长时间不透气，细菌滋生。

如果血性恶露已经超过20天仍然淋漓不尽，一定要看医生，如果恶露有臭味，则更严重了，说明已经发生产褥感染，更要及时看医生。在看医生的同时，可以配合一些食疗方，下面两个方子有促进子宫伤口愈合的功效，可以参考。

阿胶鸡蛋：阿胶30克加适量水，再加100克米酒水，倒入锅中，开火熬成胶状，打入2个鸡蛋搅拌均匀，倒入碗中，隔水蒸熟即可食用。

藕汁：藕洗净，切小块，放入榨汁机中打成汁，加适量白糖饮用。

在治疗恶露不净的同时要注意休息，平时休息不好，太累了，也是会影响子宫恢复，引起恶露不净的。

产后出血

产后出血是非常严重的问题，必须寻求医生治疗才行，新妈妈要注意及时发现并报告医生。如果产后出血没有及时发现，一旦出血量太大了可引起休克、弥散性血管内凝血，最终导致死亡。所以必须及时发现、及时采取措施。

产后出血在产后2小时内最容易发生，如果产后2小时内出血量达到400毫升或者24小时内达到500毫升，必须尽快报告医生，请医生来处理。在医生主动询问的时候，就直接告诉医

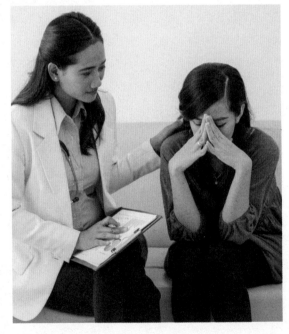

生自己的感觉，医生可能会看看产褥期护理垫，这样更容易判断，新妈妈也不要不好意思。

不过需要注意，并不是过了产后24小时就不会再大出血了，在恶露干净以前都应该提防。

产后新妈妈要注意观察两点。

◎ 看出血量

2小时内达到400毫升或者24小时内达到500毫升这种量化标准，可能新妈妈很难把握，但新妈妈可以将其跟月经量比，如果出血量超过了月经量那就需要引起重视了。产后出血量整体上是一天比一天少的，但有时也会反复，今天比昨天多一点也没关系，只要不超过正常月经量就不必紧张。

无论何时，一旦发现出血量过大就要报告医生，产后很多天才出现的大出血可能隐藏着更严重的问题。

◎ 观察产褥期护理垫

每次上卫生间的时候，换下的产褥期护理垫要看一眼，如果上面有大块的血凝块，需要告知医生，这可能是子宫内有残留物。

产后感染

产后感染可发生在整个生殖系统，阴道、宫颈、子宫内膜、子宫肌层、输卵管等都可能被感染，盆腔静脉也有可能，由此可知产后感染是有可能进入血液循环的。如果产后感染真的进入血液循环了，后果是非常严重的，可能会引起败血症、脓毒症休克或者肾功能障碍，对生命造成威胁。

产后感染的原因很多，可能是产程中操作不当，如产道留下异物、产程过长、胎盘残留等，也可能是分娩时消毒不严。所以分娩一定要找专业的医院，不要去小诊所。如果产后卫生状况不佳，不能每天清洗外阴，卫生巾或产褥期护理垫不合格也都有可能导致产后感染。卫生状况不佳再加上新妈妈身体素质比较差，营养不良或者患有贫血、其他慢性疾病等，产后发生感染的可能性会更大，新妈妈要特别留意。

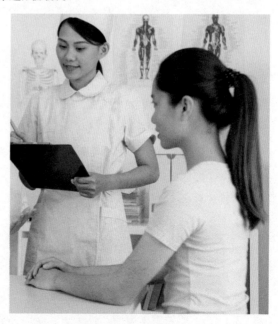

产后感染一般起病较急，有症状的时候，新妈妈要及时意识到问题，不要拖拉，尽快找医生处理，以免病情恶化。产后感染的症状因感染部位不同、程度不同，表现有所不同，但总体来说还是比较明显的。

如果新妈妈有尿痛、尿频的感觉，并且阴道流出脓性分泌物，还在不断增多，有臭味，外阴肿痛、灼热，可能是阴部被感染了。如果发现、治疗不及时，感染很快会蔓延到盆腔。

如果新妈妈出现了寒战、高热、心率快、头痛的现象，可以按压小腹，看是否有压痛感，如果有，说明子宫内膜、子宫肌层等可能发生感染，且已经比较严重了。

如果新妈妈高热不退，整个盆腔可能都被感染，而且脓肿已经形成。

如果高热、恶心、呕吐、腹胀等感觉同时存在，且小腹按压有压痛感、反跳痛等，那么感染就更严重了，多半已经发展到盆腔腹膜。

如果出现了里急后重也就是总想大便又便不出的感觉，或者排尿也比较困难，那就说明感染已经蔓延到了肠道和膀胱。

如果下肢出现持续性的疼痛，局部静脉有压痛感，能摸到静脉团，高热、寒战反复发作，那说明感染可能进入静脉了，这是发生了血栓性静脉炎的表现。严重时可引发败血症。必须马上治疗，用敏感药物控制感染。

产后感染治疗期间需要用药，能否哺乳要咨询医生。

产后风湿

风湿是一种患上了就很难根治的疾病，一旦患上风湿，会给身体带来不小的痛苦和折磨，比如肌肉和关节酸、疼、麻等，人也会怕风、怕冷，有的人风湿严重时，稍微冷一点的环境就会受不了，会感觉到关节处有冷风直接吹进来了似的疼痛，冷水也不能接触，否则不但感觉疼痛，关节还会肿起来。另外还可能有头痛、头晕、眼干、眼眶疼等毛病。总之，患风湿后，整个生活质量都会下降。但风湿是产后特别容易患上的，所以月子里一定要好好预防，避免落下病根。

首先，不要着凉，不要吹冷风。月子里洗手、洗脸都要用温水，不能用冷水，洗澡更不用说，一定要用温度在38摄氏度以上的热水，夏天坐月子要特别注意不要贪凉，需要用水时都要用温水或热水。另外不要正对着风口，开窗通风的时候要躲到风吹不到的地方或者干脆换一个房间。夏天不要正对着空调和风扇吹。

其次，不要做重体力活。月子里的肌肉和关节都比较脆弱，做重体力活会严重拉扯到它们，伤害是很大的，很可能会留下隐患。一些平时看起来并不重的活也最好不做，比如搬花盆、挪桌子等等，要么不去管它，要么实在需要做的时候指挥别人去做就行。

最后，居室要干燥、温暖。正常人长期住在湿冷的房间里都很容易患上风湿，产后新妈妈就更不能住了。所以产后回家，新妈妈要住家里朝阳的、干燥的房间，阴冷的、背阳的房间最好放弃，并且尽量不要住地下室。

如果新妈妈不小心着凉了、用力了，能感觉到某个关节或者某处肌肉不舒服了，有酸痛感或者肿胀起来了，要马上采取措施。着凉引起的就热敷不舒服的地方或者多穿一些衣物发热，让肌肉和关节恢复。如果是用力引起的，那就尽量多按摩和热敷，恢复肌肉和筋骨的力量。新妈妈关节和肌肉不舒服的感觉尽量在月子里就恢复好，出了月子再恢复就比较难了，需要费更大的心力去治疗、调理。

产后贫血

如果新妈妈分娩时出血量较大或者是剖宫产，由于失血比较多，产后新妈妈会很容易发生贫血。另外怀孕期就贫血没有得到纠正的新妈妈产后贫血可能会加重。

产后贫血如果治疗不及时，对新妈妈的恢复很不利，发生产后感染、子宫脱垂、内分泌紊乱的概率会大大增加。新妈妈的身体恢复不好，母乳分泌必然不足，这也会影响宝宝的营养摄入。贫血严重的新妈妈，宝宝出现免疫力低下、腹泻、易感问题的比例更高，如果一直延续下去，宝宝的骨骼发育和智力发育都会受影响。

贫血的症状一般不会带来特别大的不适感，但新妈妈要敏感些，稍微有些不舒服的时候就要意识到可能健康有问题。全身乏力、食欲不振的时候不要只想着可能是休息不好，而要想到自己可能生病了，要要求家人带自己看医生。另外贫血还会有免疫力下降的现象，如果反复感冒也要想到可能是贫血。偶尔出现胸闷、心慌的感觉，也不要忽视，可能也是贫血导致的。

产后贫血的主要原因是缺铁，也有少数是巨幼红细胞贫血。巨幼红细胞贫血是缺乏叶酸和维生素 B_{12} 引起的，只要营养水平上去了并且补充一些叶酸和维生素 B_{12}，很快就会痊愈。缺铁性贫血一般没有巨幼红细胞贫血程度严重，但是纠正也不如巨幼红细胞贫血快，需要经过2~3个月的时间的持续调整才见效。

轻中度的贫血只要食补就可以，含铁丰富的食物是很多的，比如紫菜、蘑菇、动物血、桂圆等，只要适当地吃，同时吃一些含有丰富的可促进铁吸收的维生素C的食物如苹果、胡萝卜、柑橘等。这样坚持一段时间就会有改善。

比较严重的贫血要用铁制剂补充，不过要在医生指导下正确使用，同时要服用维生素C制剂促进吸收。

补铁食疗方也有很多，以下这些都是适合月子里吃的，新妈妈可以参考一下。

◎ 三红汤

准备大枣7枚、红豆50克、带红衣花生60克，所有材料一起放入锅中，加适量水，熬煮到所有材料都熟烂后吃掉。

◎ 小米桂圆粥

准备桂圆肉30克、小米50~100克，一起放入锅中，加适量水熬煮成粥，加入适量红糖食用。

◎ 当归大枣羊肉汤

准备羊肉200克、当归20克、核桃2个、大枣5枚、桂圆肉10克，先将羊肉洗净切片，放入锅中，加适量水，放入葱段、姜片，煮沸，撇掉浮沫，继续煮10分钟，加入核桃仁、当归、大枣、桂圆等，小火熬煮片刻，加少量盐即可食用。

◎ 山药枸杞鸡汤

准备母鸡半只、怀山药30克、枸杞15克，先切几片姜，放入锅中加水煮沸，将母鸡洗净切块，倒入锅中略余烫，捞出，放入炖锅中，把怀山药去皮、切块放入，枸杞放入，加适量开水，盖盖，小火炖1小时，调味食用。

◎ 桂圆莲子汤

准备莲子、桂圆各30克、大枣10枚，先将莲子泡发、去皮、去心，大枣去核，所有材料一起放入锅中，加适量水，熬煮至莲子熟烂，加入冰糖即可食用。

这些汤和粥不仅在新妈妈产后贫血的时候可以经常喝，身体健康的时候喝点也是有好处的。

新生儿喂养，掌握技巧很轻松

成为新妈妈以后，看着小小的"肉团子"，就有了强烈的幸福感，也有了许多的顾虑和担心。但只要掌握了这些知识和技巧，不管是母乳喂养还是配方奶喂养，新生宝宝都能健康成长。

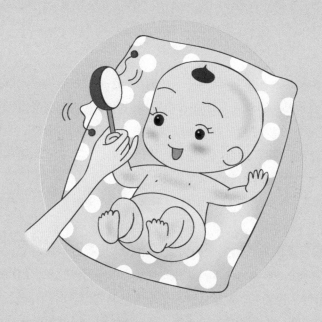

新生儿喂养

新生儿生长发育指标

　　生活水平的变化对新生儿的身体发育状况有比较大的影响，根据2009年卫健委发布的数值，新生儿的发育水平大体如下表，可以作为参考。

	−3SD	−2SD	−1SD	中位数	+1SD	+2SD	+3SD
男体重/千克	2.26	2.58	2.93	3.32	3.73	4.18	4.66
女体重/千克	2.26	2.54	2.85	3.21	3.63	4.10	4.65
男身长/厘米	45.2	46.9	48.6	50.4	52.2	54.0	55.8
女身长/厘米	44.7	46.4	48.0	49.7	51.4	53.2	55.0

　　表中的"SD"意思是标准差，"1SD"就是1个标准差，正常值范围是−2SD~2SD，表示95%的新生儿都在这个范围内，如果超出这范围，说明存在异常，需要引起重视，在以后的喂养中加以特别关注。只要喂养合理，大多数宝宝都能健康成长，有些宝宝生长发育指标超出标准值也可以调整到正常范围内来，所以当宝宝出生时生长发育略有些不合标准不必太介意。

　　首先关注体重，刚刚出生的宝宝吃得不多，还要排出积存了很久的胎粪，所以体重会有一个下降的过程，从出生第2天开始减轻，差不多到第4天又开始恢复，到7~10天的时候慢慢恢复到出生时的体重。之后体重就会迅速增加，每天可增重30~40克，每周共增加200~300克，到满月的时候会比刚出生时重大约1 000克。

　　但是，如果过了10天后，宝宝体重仍然没有回升到出生时的体重，反而还在下降，要尽快联系医生，考虑是喂养问题还是消化道问题，应及时治疗或调整。

早产儿和双胞胎儿的体重一般都较低，个体不足2.5千克的比例较高。

其次关注身长，男孩和女孩相差无几，这种状况会一直持续到半岁以后，个体差异才出现。成年后身高的最终决定因素是遗传，70%取决于父母基因，30%与后天训练和营养状况相关。想让宝宝长得高，需要从小给予合理的喂养和锻炼。

不过宝宝的身高最终会呈现一个平衡父母身高的趋势，如果父母一高一矮，那宝宝一般不会比高者更高，也不会比矮者更矮，父母都高，则宝宝一般不会更高，父母都矮，则宝宝一般不会更矮。所以对他的身高没有必要太担心。

以上数值医生在宝宝出生后都会帮他测量，有什么异常都能及时发现，只要医生没说什么就不必担心。也可以自己看看宝宝的手腕带和脚腕带，医生会把这些数值写在上面，在正常范围内就可以了，不要求特别标准。

无论宝宝出生时发育得是否好，都要认真喂养。认真喂养，先天不足的宝宝也可以和健康宝宝比肩，喂养不合理，先天发育良好的宝宝长大后的生长发育水平也会落后于正常标准。

母乳是新生儿最理想的食品

宝宝出生后吃母乳是最自然不过的事了，大自然的规律就是这样的，事实上人们经过研究之后也发现，母乳的确是最适合新生儿的食物。

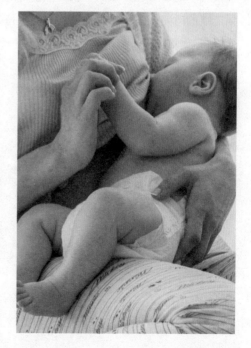

首先，吃母乳对宝宝的身体发育和健康有绝对的好处，这是由母乳的质和量决定的。

母乳中含有多种营养素，还含有多种保护健康、促进生长的物质如免疫球蛋白、巨噬细胞、乳铁蛋白、生长因子、淋巴细胞、中性粒细胞等，这些都是脆弱的新生儿非常需要的。而且母乳的量和营养构成也是和宝宝的需求匹配度非常高的。宝宝刚出生的时候，胃口小，吃不了多少，新妈妈产后的初乳正好也比较少，但是蛋白质含量很丰富，能让宝宝在吃得不多的时候摄入较大量的营养。同时，母乳中的脂肪比较少，这是契合目前宝宝消化系统内脂肪酶还比较少这个特点的。甚至早产的新妈妈的母乳构成跟足月分娩新妈妈的母乳构成也是不一样的，其营养密度更大，更能满足早产儿的营养需求。以后随着宝宝逐渐长大，宝宝的营养需求发生了变化，母乳的营养构成也会跟着变化。

其次，吃母乳可以锻炼宝宝的身体器官功能，这是由吃母乳的方式决定的。

宝宝吃母乳的时候，需要费很大的力，可以极大地提升他的肺活量，而且吃母乳时颈部要支撑着头部，所以颈部肌肉发育也能得到促进。另外，吃母乳时上下颚开合、互相摩擦的力度也比较大，可促进面部肌肉发育，也能为将来牙列整齐打好基础。也就是说吃母乳能让宝宝更有劲、更漂亮。

最后，吃母乳对宝宝的精神发育是有好处的，能为宝宝培养良好性格打下坚实基础。

宝宝吃母乳时，身体完全陷在新妈妈的怀抱里，全身都被新妈妈拥抱，手、脸、嘴都能接触到新妈妈温暖的肌肤，这对他来说是再舒服、再安全不过的体验，可以极大地愉悦他的精神。吃母乳的时候，宝宝是最有安全感的，精神能得到完全放松。

综上所述，无论怎么看，母乳就是为宝宝而生的，是宝宝最好的食物，所以只要没有不能喂母乳的原因，就应该坚持喂母乳，最少在新生儿期一定要喂母乳，如果能喂的时间长一点，当然更好。能坚持到6个月时更好，再坚持一下到1岁或者喂到2岁，就更接近世界卫生组织所倡导的母乳喂养年龄。

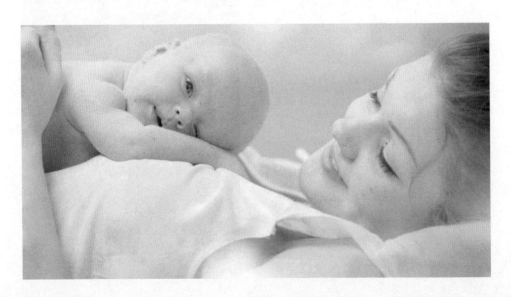

该不该进行哺乳前喂养

产后前两天新妈妈一般没什么乳汁，但即使乳汁还没下来，也应该让宝宝多吮吸。宝宝即使吸不到乳汁，也会乐此不疲地吸，宝宝强有力的吮吸可刺激乳汁分泌，使新妈妈快速下奶。建议新妈妈开奶后每次喂奶的间隔时间不超过2小时，每次喂奶坚持30分钟。

有的新妈妈担心宝宝饿，会先给宝宝喂配方奶，待下奶后再给宝宝喂母乳，这样做并不科学。一是可能造成宝宝乳头错觉（吃了配方奶后不吃母乳）；二是不利于乳汁快速分泌，且没了宝宝的吮吸，即使新妈妈下奶，也可能会因为乳腺不通而引发乳腺炎，甚至导致后续下奶失败，导致宝宝不能实现母乳喂养。

其实，宝宝在出生后的2~3天时间里，即使不吃东西也能保持健康，因为他们在出生前就已经在身体里储存了足够的能量供他们消耗直到母乳下来。更何况新妈妈多少还是会分泌一点乳汁的，宝宝的胃容量也很小，所以基本上通过宝宝频繁的吮吸就可以满足哺乳需要。

但下奶前给不给宝宝喂母乳以外的食物不可一概而论，要看宝宝的表现，如果他吃了母乳之后表现安静，没有哭闹，那就可以不喂。但有些宝宝会因饥饿而哭闹不止，宝宝哭闹不止时，除了他自己休息不好，也特别影响新妈妈的休息，而新妈妈休息不好一样影响下奶，这个时候可用小勺喂点温开水（不要加糖或者仅加少量的糖），如果宝宝仍然哭闹不止，新妈妈可选择口味较淡的奶粉冲调后喂宝宝喝点儿（少量），但应该在宝宝每次吮吸新妈妈乳房每侧10~15分钟后添加。因为先给宝宝吃配方奶，往往会使宝宝有饱腹感，降低宝宝对母乳的渴求，不能做到勤吮吸，吮吸不充分，乳汁分泌就不充分，影响早期喂养成功。

爱心小贴士

喂配方奶前如果宝宝已经在吃母乳了，新妈妈可以直接用奶瓶喂食配方奶，这是不会造成乳头错觉的，如果实在不放心，可以用小杯子和勺子喂食配方奶。

前奶和后奶都要让宝宝吃到

据测定，先出来的母乳和后出来的母乳成分是不同的，前面主要是水分和蛋白质，比较稀薄，颜色灰白，后面主要是脂肪、乳糖，比较浓稠，颜色雪白。我们叫前者为"前奶"，后者为"后奶"。直觉上，浓稠、雪白的后奶比稀薄、灰白的前奶更营养。其实不是这样的，二者营养侧重点不同，对宝宝来说都很珍贵，两种母乳对他的成长都有着非凡的意义。宝宝吃足前奶，快速成长就有了物质基础，而且不会缺水，纯母乳喂养的宝宝在前6个月如果没有特别需要是不需要额外喂水的。宝宝吃足后奶才能长胖，而且不会饿得那么快，睡得就比较久。

为了让宝宝前奶和后奶都吃足，新妈妈在哺乳时不要频繁换侧，要等宝宝把一侧乳房吃空了再换另一侧。不要养成那种这侧吃吃就换另一侧再吃吃的习惯，养成这样的习惯，如果宝宝食量又不是很大，就会在吃了两侧乳房的前奶后吃饱或者只吃一点后奶就吃饱了，那摄入的营养就会不均衡了，导致宝宝总是摄入较多的蛋白质而脂肪和其他营养素摄入不足。

不过，如果宝宝腹泻，可以适当减少一些后奶的摄入，每侧乳房少喂2~3分钟，没吃完的挤出，有助于缓解宝宝腹泻。

如何判断宝宝是不是吃饱了

喂母乳的新妈妈在开始的一段时间都会被宝宝到底吃饱没有这样一个问题困扰，宝宝吃了多少看不见、摸不着，所以很难判断。不过在有经验的人来看，这不是问题，总有一些方法来辅助判断。

◎ 可从宝宝吃奶的过程中看出来

宝宝吃奶总是吸两三下后吞咽一口。吸的时候嘴巴动作不大，吞咽的时候动作就比较大了，先是下巴用力向下拉，努力扩大口腔空间，然后喉咙伸缩才会咽下去。吞咽的时候能看到喉咙比较明显的变化，也可能会听到"咕咚"一声。如果吞咽的时间达到了10分钟，而吃奶的时间也有20分钟了，那就是吃饱了。注意这里说的是宝宝一直在吮吸所用的时间，即使吃累了，休息一会儿就继续，如果他含着乳头睡觉或者发呆不吮吸，那就不算时间了。

◎ 感觉"奶阵"下来的次数也能判断宝宝有没有吃饱

"奶阵"就是俗话说的"奶惊了"，这个时候新妈妈会感觉到乳房一阵发紧，正在吃奶的宝宝会加快吞咽速度，来不及吞咽的乳汁会从他的嘴角流出，而另一侧的乳房也会自动流出乳汁。每个"奶阵"如果够宝宝吞咽3~5分钟，一般2个"奶阵"就够他吃饱了。一般新妈妈每次哺乳，下来2个"奶阵"是没有问题的，有的还可以下3个。

◎ 宝宝吃奶后的表现也能判断他有没有吃饱

如果吃饱了宝宝吮吸和吞咽的动作会逐渐变慢，然后懒洋洋地松开乳头，脸上露出满足的表情。如果新妈妈感觉乳房已经空了，宝宝也明显吃不到了，但他还是不情愿吐出乳头，需要新妈妈用拇指轻压宝宝的下巴，使宝宝张嘴吐出乳头，那很显然，宝宝没吃饱。

如果宝宝吃饱之后睡得好，睡的时间比较长，能睡2~3小时，即使没有睡，也特别安静，不哭不闹，说明宝宝吃饱了。如果宝宝吃完奶之后仍然哭闹不休，睡着一会儿在没有受到任何打扰的情况下又醒来了，醒来之后还要哭闹，那就说明宝宝没吃饱。

当然也有些宝宝因为胃容量小，吃一次奶能支撑的时间比较短，过不了2~3小时就又要吃了。不过，这样的宝宝吃奶也是比较规律的，吃完之后也是满足的，不是没吃饱。

◎ 大小便是判断宝宝有没有吃饱的客观标准

出生后的前3天，宝宝进食少，排便少，不在判断之列。3天以后，如果每天大便5~6次，小便每天能有6~8次，那就一定是吃饱了的。如果达不到这样的次数，但是每次的量比较多，那也是可以的。

另外，如果宝宝吃不饱，会排出一种稀水样绿色大便。见到这种大便就要考虑是不是宝宝没吃饱。饥饿性绿便多是后奶吸入不足导致的，因此新妈妈要养成良好喂奶习惯，不要频繁两侧交替喂奶。

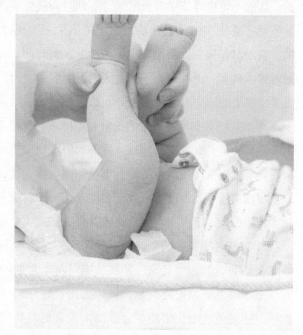

◎ 体重变化反映宝宝有没有吃饱

从比较长远的角度来看，体重变化情况是更客观、有力和科学的判断标准。如果宝宝在出生10天以后开始每周都能增重180~200克，到满月时能增加600~1 000克，那就说明宝宝没有饿肚子。如果满月前每周增重少于150克，那就说明没吃饱。当然有时候体重增长慢可能是消化道疾病导致的，也要注意。

宝宝吃不饱的时候要积极想办法，新妈妈要多吃营养丰富的食物，多喝催乳汤，还要注意多休息，保持愉快心情，并让宝宝多吮吸，即使没有乳汁也要吸，刺激新妈妈脑垂体分泌更多催乳素，分泌更多乳汁。

新生儿应按需喂养

按需和按时是喂养宝宝的两种方法，按需就是什么时候想吃什么时候吃，按时就是规定好哺喂时间，到时间就喂，不到时间就不喂。一般母乳喂养更提倡按需喂养的方式，而配方奶喂养更倾向于按时的方式。对新生儿期的宝宝来说，最好都按需进行喂养。按需喂养更合理一些。

新生儿初期胃排空时间大概是2~2.5小时，到新生儿晚期可能会达到3~4小时，所以新生儿早期应该每隔2~2.5小时就喂一次奶，晚期可以延长到3~4小时喂一次。这是一般规律，大部分宝宝大部分时候也都是符合这个规律的，但是只是说大部分，不是每个宝宝每时每刻都符合这个规律。有的宝宝胃容量就比较小，他吃饱一次就不足以维持那么长时间，不到时间就饿了，不喂是不行的。有的宝宝胃容量虽然不算小，但是消化快，也坚持不了一般规律中那么长的时间，也需要提前喂。有的时候宝宝活动比较少，消耗少，到时间了也不饿，那就可以等等再喂；有的时候活动多，消耗大，不到时间也就要喂了。由此看来，按时喂养显然是难以满足宝宝需要的。

配方奶喂养如果按需来的确是有点麻烦，总是要冲奶粉，冲好了可能宝宝又喝不了几口，但是这样对宝宝好。配方奶喂养的宝宝也有胃容量大小和活动消耗大小的差异，同时宝宝每次吃的量并不是完全一样，这次多点，那次少点，所以不能要求他每次胃排空的时间都一致，也就不适合按时喂养了。如果这次没喝完，可以放到冰箱里冷藏，下次隔水加热就可以喂了，能减少点麻烦。

其实按需喂养，饿了就能吃到东西，想吃多少就吃多少，也能给宝宝比较大的安全感和满足感。安全感和满足感对新生儿期的宝宝非常重要，如果这段时间安全感和满足感都比较充足，以后会比较好带。反之，宝宝饿了吃不到东西，不想吃了还被强迫吃，情绪不会愉快，肯定更容易产生挫败感，这是不利于建立早

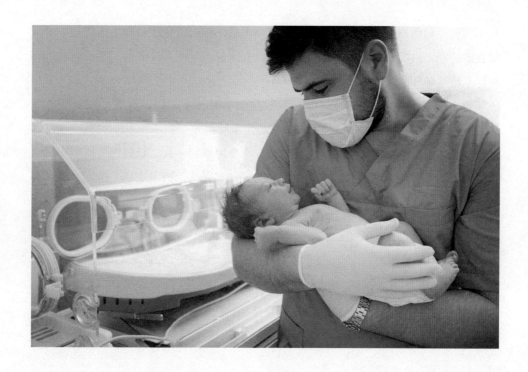

期安全感的。

　　不过，按需喂养这个"需"怎么把握，还是要下一番功夫去了解才行的。最重要的是，要学会判断宝宝是不是需要喂了，也就是说要看明白宝宝是不是真的饿了。宝宝饿了的主要表达方式就是哭，但是有其他诉求的时候也会哭，所以不要一哭就喂，要把饥饿性啼哭和其他原因导致的啼哭区分开，不同原因导致的啼哭是不同的，这需要慢慢观察和总结。比较准确的描述是饥饿时的哭声是带有祈求的，声音由小到大，很有节奏，而且边哭边向两边转头，感觉在寻找什么。这个时候新妈妈可以把手指放在宝宝嘴角边试试，如果他立刻转头张嘴去逮手指，而把手指拿开，宝宝就立刻大哭，表现得很伤心。这就表明他饿了，该喂奶了。

　　如果实在没法判断宝宝啼哭是不是饿了，就先检查一下，看是否大小便了，在没有其他不适的情况下还是尝试先哺乳。

　　另外，宝宝胃容量小，一两次大小便可能就会腾空肚子，有了饥饿的感觉，所以大小便之后如果宝宝出现了寻乳的表现，即使上次喂奶才没过多长时间，也要喂了。

　　按需喂养还应在吃多少和吃奶节奏上尊重宝宝的需求。吃饱了，吐出乳头或者奶嘴，表示不吃了，即使吃得不多，也不要反复塞给宝宝，强迫他吃。另外，新生儿期的宝宝吃奶一般都比较慢，中途累了要歇歇，就由着他歇一会，等休息好了，他会继续吃，只要歇的时间不是很长，也没有睡着，就不必要催他。一次哺乳时间总计不超过40分钟就没问题。

母乳喂养的宝宝，如果睡眠时间超过4个小时，新妈妈可把乳头放到宝宝嘴边，宝宝会寻找乳头吮吸的话，可以慢慢将宝宝唤醒。

混合喂养或人工喂养的宝宝，应每隔3~4小时喂奶一次。新妈妈可以用一只手托住宝宝的头和颈部，另一只手托住宝宝的腰部和臀部，将宝宝水平抱起，放在胸前，轻轻地晃动数次，宝宝便会睁开双眼。宝宝清醒后，就可以给宝宝哺乳。

爱心小贴士

如果宝宝睡得香甜，很难叫醒，就不要叫了，硬将宝宝叫醒，宝宝没有睡够，会因感到不舒服而哭闹，反而会降低他的食欲。

多吮吸有利于消除泌乳障碍

新生儿期不管母乳是否足够宝宝吃，建议新妈妈别总是想着给他加配方奶，如果因为母乳可能吃不饱就迫不及待地加配方奶，后果很可能是配方奶粉越加越多，母乳吮吸次数逐渐变少，分泌也逐渐变少，最后完全被配方奶取代。而我们已经说过，母乳是宝宝最好的食物，尤其是新生儿阶段的宝宝最好的食物，没有特别原因不应该被配方奶取代。配方奶虽然是完全参照母乳的标准去配制的，但母乳的成

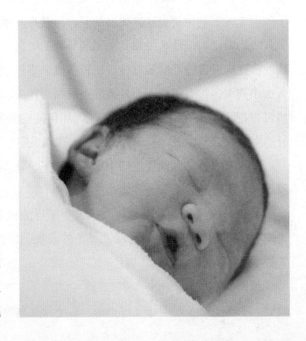

分、配比都太复杂，不论如何模仿都是无法超越的。所以要尽可能地让宝宝多吃母乳。

其实大部分时候新妈妈担心宝宝吃不饱有些一厢情愿。新生儿食量小，尤其是刚出生前几天更是如此，可能有几口奶就够他吃了。他吃完过不了一会又要吃，也可能并不是上顿没吃饱，只是因为胃容量小，吃得少，又消耗完了而已。

正确的做法就是只要宝宝要吃，就喂母乳，即使自己感觉没有奶，也要喂。即使仍然吃不到多少，有几口就能缓解他的饥饿感。宝宝越吃不饱，越要频繁吮吸，母乳才能越快地多起来，这样才能逐渐实现供需平衡。所以不加配方奶也是促进母乳多起来的一个重要手段。

> **爱心小贴士**
>
> 　　如果宝宝食量大，而新妈妈乳汁少，母乳确实不够吃，这个时候也不能一味地拒绝配方奶，可以先喂宝宝母乳，不足的部分用配方奶补充，不少妈妈月子里乳汁不够，出月子后，随着活动量增加，乳汁量会多起来，从而实现纯母乳喂养。

宝宝吃吃停停怎么办

新生儿期的宝宝精力有限，很容易累，也很容易睡着，很多时候都是吃着吃着奶就睡着了，也有的时候看似睡着了，其实是假寐，只是歇一歇，总是吃吃停停，使得吃奶时间比较长。

当宝宝停止吮吸，却没有吐出乳头的时候，暂时不要取出乳头，可以再稍等一下，看他还会不会吮吸，可能只是累了，歇一歇，那过片刻，休息好了宝宝就会继续吮吸。宝宝吃吃睡睡这种问题随着他长大，力气长了，吮吸力也强了，就会改善。

如果过了一会儿，还是没有吮吸，可能是睡着了，但实际上他还没吃饱，你可以捏捏他的耳朵、拍拍他的脚底，或者动一动换个姿势，或者作势要取出乳头，把他叫醒让他继续吃。如果过一会他又睡着了，就再次叫醒他，直到他不吃了，吐出乳头。总之不要让他养成含着乳头睡觉的习惯。

　　如果捏耳朵、取出乳头等宝宝也没有反应，没有急着含住乳头，那就是真睡着了，这也说明他并不太饿，反而比较困，可以放下他，让他继续睡，等他真正饿了的时候再喂，宝宝吃奶才会比较专心。

　　有的宝宝吃奶很努力，但就是效率差，耗时长，吃完了还满头大汗，这种情况要警惕宝宝可能患有某些疾病，比如先天性心脏病或者呼吸道方面的疾病。

新生儿吃奶时哭是怎么回事

　　宝宝吃奶时吃着吃着松开不吃了，反而哭起来，可能是这3个方面的原因引起的：奶冲、奶少、嘴巴疼。

　　宝宝啼哭的同时如果有乳汁射出来，那就可以断定是奶冲了，流速太快，宝宝来不及吞咽或者呛到了才哭的。这种情况，要注意奶阵下来的那几分钟，奶阵下来的时候，奶速是最快的，宝宝一般都是这个时候会松开乳头大哭。如果感觉到有奶阵下来了或者看着宝宝吞咽速度明显加快了，就马上用食指和中指呈剪刀状轻轻夹住乳晕部位，这样可以减缓乳汁的流速，宝宝吞咽就不那么费力了。另外也可以让宝宝先松开，让乳汁先喷一会，等到流速减慢了再给宝宝吃。反正乳汁多，损失一些也不会不够宝宝吃。

　　宝宝啼哭时一副委屈的样子，乳房也没有乳汁流出，那很可能就是乳汁太少了或者输乳管还没有疏通，根本吸不出来，宝宝得不到满足才哭的。这种情况下，要尽快催乳，在哺乳前可以用热毛巾热敷下乳房或者用手按摩一会儿乳房，辅助乳房产生射乳反射，有乳汁自动流出，宝宝吃着就不会那么费劲了。

　　如果宝宝只吸了一下就松开了并啼哭，那有很大的可能是宝宝嘴疼了，要检查下宝宝舌头上面、舌头下面和上腭是否有溃疡、红肿等，这些会让宝宝吃奶的时候产生痛感，让他不敢再吸。找到原因，尽早解除宝宝痛苦，他才能正常吃奶。

宝宝溢奶怎么办

新生儿期宝宝很容易溢奶，在满月之后溢奶仍然会时不时出现，这是很正常的，不是疾病。溢奶是因为宝宝还没有发育完全造成的。大人的胃是上小下大的，胃与食管连接处的贲门在食物进入胃里后会立刻关闭得很紧，而宝宝的胃是水平状的，贲门比较松弛，这样胃内容物就比较容易通过贲门反流回食管，再从嘴里流出来，就是溢奶了。

要减少宝宝溢奶，有两点做法是正确的。

❶ 喂奶的时候不要让宝宝吸入太多空气。胃里空气多，胃内容物冲出贲门的力度就大，溢奶就更容易发生。吃母乳的宝宝，喂奶时要让宝宝的嘴和新妈妈的乳房紧密贴合；吃配方奶的宝宝，喂奶时要把奶瓶调整成和宝宝的脸呈垂直状态，让奶嘴里始终充满奶液，减少空气留在奶嘴里再进入宝宝胃里的机会。

❷ 喂完奶后给宝宝拍拍背，不管是母乳喂养还是配方奶喂养，喂完之后都要拍。让宝宝坐在新妈妈的腿上，上身趴在新妈妈手臂上，另一只手轻轻拍打他的后背；或者将宝宝竖抱起来，让他趴在新妈妈的肩膀上，然后用手拍打后背。一般拍十几下，宝宝就会打嗝。打嗝会把胃里的空气排出来，发生溢奶的可能性就小了。

另外，喂完奶以后要少翻动宝宝，换尿布或纸尿裤、做操、抚触等都不适合，也不要逗笑。要先让他躺下安静休息一会。躺的时候要向右侧躺，一旦溢奶了，这样的卧姿可以避免反流出的奶水进入气管引起窒息。

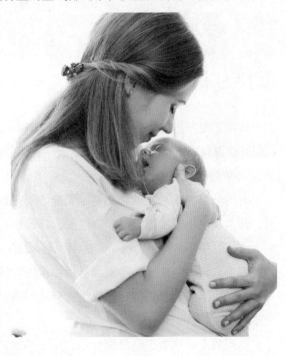

◎ 喂养主张

如果不会拍嗝，大人可以在躺椅或者沙发上后仰45度，让宝宝趴在大人身上，轻轻抚摸或者拍打宝宝的后背，宝宝很快就能打嗝，即使不拍或者抚摸，宝宝也能顺利打嗝。

不能母乳喂养时应选择配方奶喂养

尽管母乳是宝宝最好的食物，但是有时候就有种种原因导致新妈妈不能喂母乳或者宝宝不能吃母乳，在这种时候就必须选择代乳品，最好的代乳品是配方奶。也就是说除了母乳，配方奶是宝宝最好的食物。

配方奶是仿造母乳配制的，其中主要营养成分酪蛋白和乳清蛋白、饱和脂肪酸和不饱和脂肪酸的比例都是仿造母乳确定的，一些母乳中含有的营养素如各种维生素、乳糖等也都是尽可能地添加，比例也尽量接近母乳，对宝宝来说接受起来更容易。

另外，配方奶有很多细分品种，有一些是基于母乳在不同阶段有不同的营养构成这点而细分的，比如早产儿配方奶、新生儿配方奶，1段、2段、3段配方奶；另有一些是基于一些宝宝特殊的消化功能而做出的细分，比如不含乳糖配方奶是为乳糖不耐受的宝宝准备的，水解蛋白配方奶、深度水解蛋白配方奶是为蛋白质过敏的宝宝准备的，等等，可以为宝宝选择他适合的。一般情况下，没有特殊问题，普通婴儿配方奶就可以。如果不能适应，要咨询医生，看是否需要换特殊配方奶。

配方奶是母乳之后的首选，但不是唯一的。除了配方奶，高温灭菌奶也是一个选择。

怎样为宝宝选择配方奶

市面上配方奶品牌、种类都特别多，哪种合适很难从包装上看出来，新妈妈可以跟其他妈妈交流交流，也可以上论坛等看看什么品牌、种类的配方奶口碑好，根据自己的经济状况选择一种就行。

有的新妈妈在选择羊奶还是牛奶配方奶上纠结，其实哪种都可以。这二者之间，营养和消化难度都没有本质区别，都是仿造母乳配制的，酪蛋白和乳清蛋白的比例一般都是40∶60，钙、磷比例一般都是2∶1，大部分也都添加了维生素D等各类维生素，钙、铁等矿物质含量也都接近母乳。只是羊奶中叶酸较少，配方奶要有相应的添加，购买的时候要注意到这一点，如果没有添加，就要额外给宝宝补充点儿叶酸。

新妈妈不必执着于进口配方奶，也不必迷信，进口配方奶一般加工过程更严格，但也有个别的有双重标准，也可能存在安全问题。另外进口配方奶有些配方不

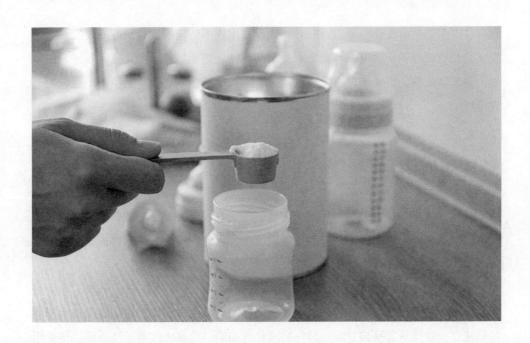

见得适合国内的宝宝，有的宝宝就是进口配方奶吃着上火，吃国产配方奶却很好。

所以，不论是羊奶还是牛奶，国产还是进口，在安全有保障的情况下，最终是要看是否适合宝宝，只要宝宝吃了之后不上火、不腹泻、不便秘，体重、身高增长都合格那就是好配方奶，就可以一直给宝宝吃。反之，即使再贵的配方奶都不是好配方奶。

采购的时候，尽量去大超市，质量更有保障。另外要注意保质期，注意别买到过期的或者变质的产品，自己要学会鉴别配方奶的质量。使用配方奶前要看看内包装是否有漏气或者破损，如果有，最好不用，另外配方奶不能有结块，有结块的也不能用，而且第一次用的配方奶冲好后不用急着给宝宝喂，可以先静置5分钟，没有沉淀就可以喂了，有沉淀的不能用。

一旦选择了一种配方奶，就不要再频繁更换。一种吃两天，听说别的好又换另一种的做法是最要不得的。宝宝换配方奶的唯一理由只能是宝宝适应不了目前这一种。如果出现皮肤发红等过敏表现，应停止喂奶并咨询医生。如果出现了腹泻、便秘、上火等情形，并且持续2天以上时间，喂养方面已经进行了相应的调整，比如调整冲奶时奶粉和水的比例、清洁并消毒奶瓶等，仍然没有改善，那就要考虑换一种配方奶试试。适应了，那就不用换了。

如果宝宝吃奶后出现不适，需要更换配方奶，换之前还要咨询医生，把宝宝吃的配方奶带给医生看看，并把宝宝吃配方奶的表现描述给医生听，医生会判断问题出在哪里，然后推荐一种适合的。如果没有出现不适应的症状最好不要换。因为宝宝的肠胃功能弱，适应一种食物需要时间，频繁更换奶粉，会让宝宝肠胃越来越弱，越来越挑剔，更加难以适应新食物，会陷入不适应就更换，更换还不适应的恶性循环中。

奶具如何消毒

新生儿抗感染能力差，与嘴巴亲密接触的奶具一定要保持清洁，第一次启用前要清洗消毒，以后每次用完之后都要立刻清洗，避免奶液长时间留存在里面滋生细菌。另外所有的奶具每天都要消毒一次。

清洗奶具要用流动水，奶瓶的底部、内壁都最好用奶瓶刷刷洗干净，如果是塑料奶瓶，内壁特别容易挂奶液，更要认真刷洗。奶瓶口和奶瓶盖的螺纹每次都要特别注意，这里最容易被忽略。另外奶液含有油脂，冷水比较难冲洗干净，尽量用温水，也可以用专用的奶瓶清洗液清洗。清洗完后要用清水多冲洗一会儿，减少残留。然后把所有的部件摆放在干净的托盘上晾干。

消毒可用带烘干功能的专用消毒器，按照说明书使用。尽量不要用消毒水消毒，因为很容易有残留，即使是奶瓶专用消毒水也难保百分百安全。

> **爱心小贴士**
>
> 奶嘴一旦发现有变色、破裂，说明已经老化了，就要换了，不及时更换有可能会有碎块掉落，如碎块掉入宝宝喉咙可导致卡喉窒息。

掌握好配方奶喂养新生儿的量

新生儿胃容量小，吃得比较少，但用配方奶喂养也有标准，一般是出生5天后按每天每千克体重供给128毫升奶。体重3千克的宝宝，每天需要384毫升，按照每2~3小时喂一次算，就是每次吃32~48毫升。随着宝宝长大，需要慢慢增加，到满月的时候一般的宝宝每顿能吃50~60毫升。不过也有胃口大的宝宝刚出生就能吃50~60毫升，到满月的时候可以吃到80毫升。自己的宝宝到底能吃多少还要在平时的实践中慢慢揣摩、总结。刚开始的时候就冲30毫升配方奶，如果宝宝吃完了，显得意犹未尽，下次可以多冲10~20毫升；如果没有吃完，吃过之后睡觉时间足够长，睡得很安静，那就不需要加量，不过也不必减量，下次仍然冲30毫升，宝宝可能用不了几天就能一次吃下30毫升了。

配方奶喂养的宝宝特别容易出现喂养过量的问题，因为作为父母潜意识总是希望宝宝多吃的，况且几十毫升的奶在大人眼里实在是太少了，所以新妈妈主观地就会觉得宝宝吃不饱，总是想给他加点。记住，这样的想法完全是一厢情愿，宝宝吃多少由他自己的胃容量决定，不是由大人的心意来决定的。所以冲配方奶的时候量要标准，不要有意无意多一点，宝宝本来吃得少，这多出来的一点占比其实不小。另外宝宝不吃了就不要再三番五次喂了，一次吃饱的宝宝多吃十几毫升也是没问题的，但长此以往，宝宝胃口会越来越大，以后吃得太胖就后悔莫及了。宝宝长大一点，食量是要增加一点，但只是一点，最多加10~20毫升就可以了，不要加得太多。加了之后的量要维持比较长的一段时间，不要三天两头加量。

冲调配方奶要严格按照说明书操作

不管哪个品牌的哪个产品，配方奶的外包装上都有明确的冲调方法，对水的要求和奶粉与水的比例说得很清楚，建议要严格按照说明上的要求去做。

水温的要求上，不同奶粉是不同的，有的高一点，要求80摄氏度以上，有的低一点，不能超过50摄氏度。这都是有原因的，要求水温高是因为这种奶粉在水温较低的情况下，很难充分溶解，会有结块，降低奶粉的营养价值，增加消化和吸收难度；要求水温不能太高是因为这种奶粉在水温过高的情况下，某些营养素会被破坏而降低营

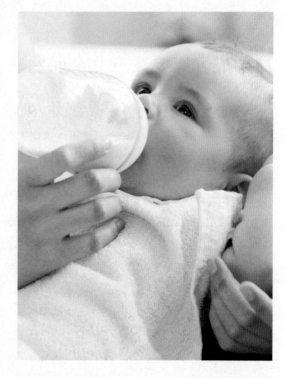

养价值。按照说明去准备水是必要的，能让奶粉中的大部分营养素得到保存。水温刚开始不好把握，可以买个温度计，熟练以后用手就能摸出来了。

每次等开水凉温是个考验耐心的事，因为宝宝可能在旁边已经饿得大哭了，可以经常准备一些凉开水，冲奶粉的时候兑点热水，很容易得到合适的温度，这就比较方便了。

水和配方奶粉的比例一定要严格控制，不要随意改变奶粉的浓度，除了宝宝出生前几天需要稀释一下，其他时间都要照着说明去做。尤其不要加浓。说明上说的一勺奶粉就是自带勺子随意舀起来的一平勺，不是挤压瓷实的一勺，也不是冒尖的一勺。如果挤压了或者冒尖了，冲出来的奶粉就是加浓的。加浓的奶不容易消化，会增加宝宝的消化负担。宝宝消化能力本来就不强，这样无疑对宝宝不好。另外太浓的奶可能也会造成宝宝便秘。

> **爱心小贴士**
>
> 冲奶粉不能用米汤、果汁等，加一点儿进去也不行，这会破坏配方奶成分，影响营养吸收并增加宝宝的消化压力。

冲调配方奶要注意几个问题

一般配方奶的外包装上都标有冲调量和冲调方法，家长须严格照着做，不要自作主张更改量和先后顺序等，具体需注意以下几个问题。

◎ **应先放水再加奶粉**

有的新妈妈在冲调奶粉的时候先在奶瓶里放好一定量的奶粉，然后再加入定量水，其实这样的操作方法正好与正确的冲调方法相反。

正确的方法是，在给宝宝冲奶粉时先配好水，在水温水量合适的时候加入奶粉，这样配方奶粉可以充分地溶解在水里。

◎ **用温水，不能用开水冲**

用开水冲调会破坏奶粉的营养成分，是错误的冲调方法，不同品牌的配方奶对水温有不同的要求。

◎ 掌握好量，不能太稀或太浓

　　有的妈妈看宝宝吃奶量较少，担心宝宝长得慢，于是会少放些水，多放些奶粉，这种方法是不可取的。妈妈给宝宝冲调奶粉一定要按说明进行，多少毫升水配几勺奶粉必须严格执行。奶水过于稀薄会导致宝宝营养不良、发育滞后；奶水过于浓稠会导致宝宝因消化不良而腹泻。

◎ 左右摇，不要上下摇

　　冲调奶粉要尽量摇匀，使奶粉充分溶解，注意不要上下摇，要左右摇，否则会不匀，而且伴有奶块，同时不要摇得太用力，避免出现气泡。

配方奶喂养可按时喂养

　　配方奶的成分和母乳基本相同，不过，配方奶中含有数倍于母乳的蛋白质、脂肪和矿物质，新生儿不成熟的消化系统无法完全承受，因此，就需要为宝宝制订一个固定的时间表，以防过饱或消化不良。过于频繁或过量的喂养，容易给孩子稚嫩的身体增添过多的负担。

　　新生宝宝喂奶的时间间隔和次数应根据宝宝的饥饿情况来定。配方奶不如母乳那么好消化，同时也比母乳更具饱腹感。一般来说，吃配方奶的新生宝宝的胃大概

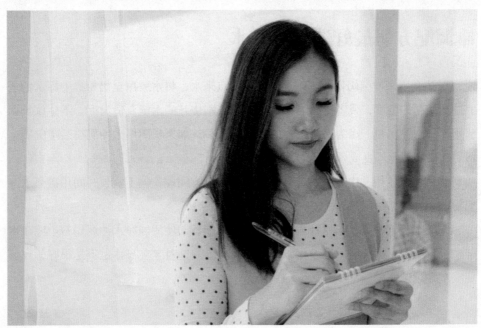

每3个小时就会排空一次，因此一般每隔3～4个小时喂一次奶即可。在晚上可以4个小时喂一次。

但有的宝宝胃容量较小，或者消化较快，每隔约2个小时，胃就会排空，这时新妈妈最好满足宝宝的需求，不必一定要等到3个小时才喂。如果宝宝胎龄偏小，还需要缩短喂奶间隔，每顿少喂一点。

有的宝宝胃容量较大，或消化速度较慢，两次喂奶间隔时间应较长，但不宜超过4小时。

爱心小贴士

满月后，宝宝因喝奶量增大了，以前过3个小时就饿得直哭的宝宝，现在可以睡上4个小时，有时甚至睡5个小时也不醒。这说明宝宝喝进去的奶还没有完全消化吸收，也说明宝宝已经具备了储存能量的能力。因此，新妈妈没有必要过3小时就给宝宝喂一次奶。一到喂奶时间就叫醒熟睡的宝宝吃奶，这种做法是不妥当的。如果叫醒了本来不饿的宝宝，宝宝会很不合作地马马虎虎吃上几口，甚至烦躁地大哭，反而降低他的食欲。

冲调配方奶最好选择白开水

最适合用来冲调奶粉的水就是烧开后的自来水，将水放凉至奶粉罐上标示的适宜冲调奶粉的温度，或者用已经放凉的开水兑刚烧开的水至合适温度。不建议长期使用矿泉水冲奶粉。因为矿泉水中矿物质含量多，如果长期用来冲奶粉给宝宝喝，可引起宝宝消化不良或者便秘。

当然，偶尔用几次矿泉水给宝宝冲调奶粉没有问题，但不宜长时间用矿泉水冲奶粉。

与不能长期使用矿泉水冲奶粉一样，也不能长期使用纯净水冲调奶粉。纯净水与矿泉水相反，因为经过了净化，矿物质太少了，这对宝宝身体也不是很好，容易使宝宝缺乏矿物质。

配方奶冲调好后有很多泡泡怎么办

奶粉冲调好后，如果发现里面有很多泡泡，要先静置一下，等大部分泡泡都消掉以后再喂。喂太多泡泡给宝宝，容易引起腹胀、打嗝、溢奶等问题。

在冲调奶粉的过程中要注意手法，避免太多泡泡产生。第一，水温一定要合适。水温太高是奶粉产生气泡最主要的一个原因。第二，用的奶瓶内壁要光滑，用过之后要清洗干净，这是减少泡泡必须要做的。第三，不要用筷子或勺子去搅拌冲调的奶粉，大力搅拌很容易产生气泡。奶粉和水都放好后，最适合的混合方法是用双手夹紧奶瓶前后滚搓，滚搓的速度慢一些，这样能有效减少气泡。千万不要上下猛晃奶瓶。

爱心小贴士

　　有些品牌的配方奶粉是防起泡的奶粉，建议不买为好，因为奶粉不起泡大多是因为里面添加了消泡剂。虽然添加的是食品级的消泡剂，但毕竟也是添加剂，可能对宝宝会有伤害。有很多国家就是明令禁止配方奶粉中添加消泡剂的。如果手里的奶粉在冲调时大力摇晃也没有泡泡，那最好换掉。

喂配方奶前先试试温度和流速

冲好的奶粉在喂给宝宝以前必须试一试，主要试温度和流速，避免温度太高烫伤宝宝或者流速太快呛到宝宝。

试流速，只要把奶嘴向下，看看奶滴流出的状态，如果呈一条线持续流出，那就太快了，必须换别的奶嘴，如果没有滴出或者几秒才滴出1滴，那就太慢了，宝宝吸着会比较费劲。此时要检查一下奶嘴上的通气孔是否通畅，如果不通就用牙签之类的尖锐物通一通，通了之后还是慢，就把一枚缝衣针用打火机烧一下，将出奶孔稍微烫一下，然后再试试。直到奶液以1秒1滴的速度流出就可以了，这是最好的速度。

奶瓶盖旋得太紧也会影响奶的流速，如果一直都没问题，偶尔流速变慢了，就可以试试松一下盖子。

试温度可以在试速度的时候同时进行，手腕内侧向上接着奶液，如果感觉温热，就可以给宝宝喂奶了；如果感觉烫，那就要再凉一凉，可以将奶瓶放在水龙头下用冷水冲，也可以接些冷水在碗里，然后把奶瓶泡进去，然后再试；如果感觉不到温热，那就说明有些凉，要用热水泡泡或者冲冲。

有条件的家庭可以给宝宝买暖奶器，暖奶器可以事先将烧好的开水保温，宝宝要喝奶时，就能直接冲调奶粉了，省去了临时烧水和等待水降温的麻烦。此外，冲奶机也是不错的选择，只需要按一下按键，奶液就冲好了，十分便捷。

用喂母乳的姿势喂配方奶

给宝宝喂奶粉的姿势最好跟喂母乳的姿势一样，把宝宝抱在怀里，跟宝宝胸贴胸、腹贴腹，一手揽着宝宝身体，让他的头靠着一侧臂弯，另一手持奶瓶喂食。这样的姿势喂奶，宝宝不但吞咽容易，而且因为是被新妈妈搂抱在怀里的，视线可以直接对上新妈妈的眼睛，也能感受到跟吃母乳时一样的安全感。

喂奶时奶瓶的方向要正确，奶嘴和宝宝嘴巴这个平面是垂直的，宝宝喝奶的过程中，奶嘴里的奶液始终是充满的，没有空气。

另外，手握奶瓶的姿势也要正确，一般人习惯手握奶瓶的底部，这样的动作宝宝吃奶比较费劲，他需要用很大力将奶嘴含住才能吮吸。比较推荐的方法是用大拇指和食指向上托着奶瓶的颈部，其余的手指托着宝宝的下巴。这样能使宝宝的下巴和奶瓶的位置保持相对稳定，宝宝也不用害怕奶瓶会脱离嘴巴而用太大的力去含。

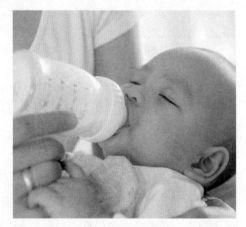

宝宝吃奶要10~30分钟，新妈妈要这么长时间保持一个动作不动是比较困难的，有时候不知不觉手就低下去了，导致奶嘴进入空气造成宝宝溢奶，所以喂奶时，时时查看奶嘴，看看其中是否被奶液充满，不满了就把奶瓶底部往上抬一抬。

已开封的奶粉怎样保存

已开封的奶粉保存方法如下。

❶ 如奶粉已被开封，请储存在阴凉干燥的地方。不要把奶粉放冰箱保存，冰箱里的水分太大，奶粉容易吸收大量水分而结块；也不能放在阳台橱柜或者灶台边，这些地方温度太高，容易使奶粉中的油脂发生变化，引起变质。

❷ 罐装奶粉每次开罐使用后务必盖紧塑料盖。如果每次取完把铁罐盖好，反过来扣着，奶粉会把盖口封住，能保存很长时间。

❸ 袋装奶粉每次使用后要扎紧袋口，常温保存。为便于保存和取用，袋装奶粉开封后，最好存放于洁净的奶粉罐内，奶粉罐使用前用清洁、干燥的棉巾擦拭，勿用水洗，以免生锈。如果使用玻璃容器盛装，最好是有色玻璃，切忌用透明瓶子，因为奶粉要避光保存，光线会破坏奶粉中的维生素等营养成分。

爱心小贴士

罐装的奶粉可以放进几块方糖，因为方糖具有吸收湿气的效果，并且记得每次用完后，要将罐子密封，这样奶粉便不易受潮。

新生儿需要喝水吗？

一般来说，吃母乳的宝宝不会缺水，母乳中有80%都是水分，在6个月之前非特殊情况不需要额外喂水。而且吃母乳的宝宝不止饿了会要求吃奶，渴了也会哭着要奶吃，所以是渴不着的。

吃配方奶的宝宝也能从奶液中摄入大量的水分，奶液中的水分含量也并不比母乳中低，只是因为吃配方奶的宝宝不能像吃母乳的宝宝一样随时吃奶补充水分，就需要时不时喂点水。另外也因为配方奶较母乳难消化，也需要多一点水分助消化，适当喂点水是比较好的。供水量是否充足，要通过观察宝宝的反应来判断，最主要是看尿量以及颜色。正常情况下，新生儿每天排尿6~8次就可以了，如果排尿次数较少，要看排尿量，如果每次排尿量都比较多，尿布或纸尿裤取下后感觉沉甸甸的，那说明宝宝可能并不缺水。新生儿供水量充足时，尿的颜色是无色或者微黄，只要不是很黄就没有问题，颜色较黄就要多喂水。除了从尿上判断，还可以看看宝宝嘴唇，嘴唇不干就说明不缺水，不用喂水。

另外有时候宝宝生病了，比如出现腹泻、发热、呕吐这些症状时，水分流失较大，是需要多喂点水的。宝宝大哭、洗澡也是水分流失较重的时候，过后也要喂水。还有宝宝眼屎多的时候，说明上火了，也要加大供水量，这可帮助消化、降火。再有，北方的冬天偏干燥，加上屋里有暖气，宝宝水分消耗也大，要适当增加供水。

吃奶之前不要大量喂水，以免冲淡胃液，影响消化。吃完奶可以少量喂一点儿，两三口就可以，起到漱口的作用。别大量喂，这也会影响消化。

喂水时尽量用杯子和勺子配合，可以让宝宝体验另一种进餐方式，这样在将来用勺子喂辅食的时候会比较容易。

母乳喂养的新生儿应补充维生素D

母乳中维生素D的含量较低，母乳喂养的宝宝要坚持补充维生素D，配方奶喂养的宝宝是否要补充维生素D要看奶粉的营养构成，如果特别添加了维生素D，能满足宝宝需要，就不需要再额外补充，如果没有也需要再补充些。新生儿每天能摄入800～1 000国际单位的维生素D就可以了。

我们通常补充维生素D的方法是口服鱼肝油，市面上有专门给宝宝用的鱼肝油，做成了胶囊的形式。由于宝宝吞咽能力有限，需将胶囊打开后把内容的鱼肝油挤入宝宝口中，很方便。从宝宝出生10天就可以开始补充，单独喂或者混入奶水中都可以。

补充维生素D要规律进行，即使将来可以外出晒太阳了也要补充，因为晒太阳生成维生素D受限比较大，很难量化，口服维生素D才能保证需要。

早产儿如何喂养

胎龄满28周、不足37周出生的宝宝叫"早产儿"。早产儿身体素质较差，吮吸能力弱，消化能力差，而且因为胎龄较短，本来用来储存大量营养素的最后一个孕育阶段却没有经历，所以体内营养素相对储存不足，因而免疫力较低，这些生理特点决定了新妈妈需要更加耐心地喂养早产的宝宝。只要能坚持认真喂养，早产的宝宝将来会像足月产的宝宝一样健康。

早产儿最好纯母乳喂养，早产妈妈乳汁比足月产妈妈的含更丰富的营养素，这些都是宝宝需要的，而且特别容易消化，另外其中有更全面、更丰富的免疫物质，也能给宝宝更好的保护。如果不能母乳喂养，尽量选择早产儿专用配方奶。

早产儿如果吮吸力较弱，吸不出奶或者容易呛咳，可以用勺子或者滴管喂养。母乳挤出或者奶粉冲好放到小杯子里，把宝宝抱起来，像吃母乳一样，头略向后仰，用勺子或者滴管取奶，喂到宝宝嘴角、齿颊之间或者舌根，乳汁就会顺利流入喉咙。

给早产儿喂奶的时候，要耐心一点，要等宝宝咽下一口再喂一口，不要太急，以免引起呛咳。如果宝宝呛咳了，就揪揪他的耳朵或者拍拍背，缓解一下。如果宝宝累了，要停下让他休息一会儿。

喂奶时间长了，奶液容易变凉，新妈妈要时不时试试温度，奶液凉了要再加热。也可以找个大杯子装满热水，把装奶液的小杯子放到大杯子里，有较好的保温效果。喂完奶以后也要拍宝宝的背预防溢奶，并且宝宝要暂时右侧卧。

早产儿对营养需求大，要尽早补充必需营养素。从出生后开始补充维生素D和钙，每天补充维生素D 800~1 200国际单位、钙每天每千克体重100毫克。从出生后2~3周开始补充维生素B_{12}、维生素C、维生素E和叶酸，维生素B_{12}每天50毫克，维生素E每天15毫克，叶酸每天20~50微克。从出生后4~6周开始每天补充锌和铁，锌每

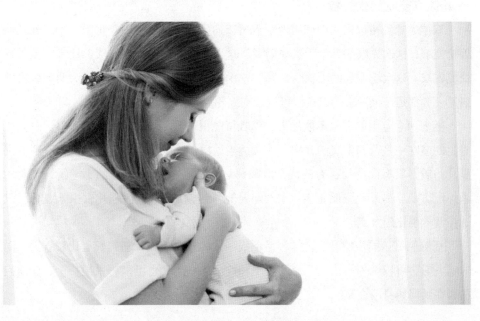

天每千克体重3毫克，铁每天每千克体重3~4毫克。这些是一般标准，医生会根据宝宝的情况给出具体的指导，以医嘱为准。

双胞胎新生儿要公平喂养

双胞胎宝宝在胎儿时期要两人分享新妈妈供给的营养，加上往往早产，所以出生时体内的营养储备普遍比单胎宝宝要少，对喂养的要求也相对较高。双胞胎宝宝在胎儿期不会均分营养，出生时总是一个更大、更壮些，一个更小、更弱些。所以，双胞胎宝宝喂养还有一个问题就是新妈妈容易偏重其中一个，尽管那个大的仍然不如单胎的宝宝更壮，新妈妈也更容易忽视他而给那个更小一点的更多关注，两个宝宝的喂养容易出现不公平的现象。新妈妈一定要意识到这个问题，两个宝宝喂养要尽量公平。以下的做法可以尽量保证公平。

◎ 要喂母乳就都喂母乳，需要添加配方奶就都混合喂养

两个宝宝都要喂母乳，如果母乳不够，需要添加配方奶，那就两个宝宝都混合喂养，都吃一部分母乳，再加一部分配方奶。可以每人分配一侧乳房，吃完后，不足的量用配方奶作为补充。不要一个宝宝喂母乳，一个宝宝喂配方奶。两个宝宝，不管是弱的那个还是强的那个都需要母乳，他们都比单胎宝宝弱。

◎ 轮流享受吃奶优先权

双胞胎哺乳可以同一时间喂两个也可以前后分开，先喂一个再喂一个。如果前后轮流喂，这次先喂的那个下次要后喂，这次后喂的那个下次先喂，让宝宝轮流享受优先权。这次吃左乳的下次吃右乳，这次吃右乳的下次吃左乳。因为两侧乳房的奶量一般都是一大一小的，这样可以让宝宝轮流享受到乳汁更丰富的一侧乳房。

随着两个宝宝的需求不断加大，母乳可能很快就不够了。当母乳不够的时候新妈妈要多吃一些营养丰富的食物，并且适当饮用催乳汤，两个宝宝都纯母乳喂养到满月一般是没有问题的，有的甚至能喂到4个多月。之后母乳真的不够了，要及时添加配方奶。另外双胞胎宝宝也要尽早补充维生素D，满月后强化铁摄入，也可以选择营养强化配方奶。

双胞胎尽量同步哺乳，这样容易形成一致的作息规律，新妈妈也比较省力。同时哺乳时，可以两边一边一个，用被子和枕头等垫高，也可以一手抱一个，让他们的脚在新妈妈身前交叉。

新生儿日常起居照护

新生儿有哪些特殊的生理现象

新生儿有很特殊的生理状态，新妈妈要充分了解，只有了解充分了，才能更好地照顾宝宝。同时也不会被一些看似异常的正常现象所吓到，避免了采取一些过激行为的可能性。

呼吸、心跳不规律：新生儿呼吸频率较快，每分钟可达40次，早产儿更快，大约为每分钟60次。心跳也较快，而且不规律，出生后24小时内每分钟搏动最少可在85次，最多能达到145次，出生1周后每分钟搏动次数在100~175次，出生后2周每分钟搏动数为115~190次，非常不规律。

新生儿有时候有短暂的窒息现象，一次呼吸暂停可持续10秒左右，这是因为宝宝呼吸动作还不协调，而且暂时只会用鼻子，不会用嘴呼吸，是正常现象，不必紧张。

另外，宝宝因为喉软骨没有发育完全，吸气时可能伴有像笛音一样的喉鸣音，也是正常的，周岁前会消失。

但是，如果呼吸次数每分钟多于80次或者少于20次，就要尽快送医院检查。

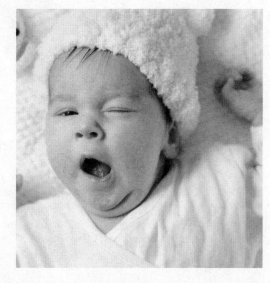

眼白出血、斜视：刚出生的宝宝如果眼白发红，那是受产道挤压，视网膜和眼结膜出血导致的，几天后会自然消失。偶尔出现斜视

也不必着急，宝宝眼周肌肉调节不良，眼球也未固定，所以才会出现这种现象，3个月后就会正常。

红斑、脱皮：刚出生时，宝宝皮肤上有指甲大小的红色斑点，这是环境刺激导致的，一两天后会消失。出生2周后可能出现脱皮现象，是新生儿皮肤角化层发育不完善导致的，不要强行撕扯，可在洗澡时洗掉。

脱发：快满月的时候，出生时头发比较浓密、黑亮的宝宝可能会脱发，头发变得稀疏并且发黄、变软，这是新陈代谢的结果，无须处理。

罗圈腿：新生儿腿部肌肉力量较弱，腿和脚都向内弯曲，这是正常的，宝宝会走路后，随着腿部力量增强腿形会逐渐改善，所以不要给他绑腿。

乳腺肿大：宝宝出生2~3天，乳腺有可能会肿大，这是母体雌激素残留在宝宝身上引起的，出生后2~3周自行消失，不必做特别处理，更不要用手去挤，以免破损感染。

假月经和白带：女孩出生1周左右，阴道内可能会有血性分泌物和黏液物质，是母体雌激素残留导致的，也无须特别处理，只清洗外阴即可。

隐睾：男孩出生后可能会在阴囊内摸不到睾丸，可能是睾丸还没有下降，也有可能是环境温度太低导致睾丸又缩回腹股沟或者腹腔内了，在新生儿期没必要担心。如果是低温刺激引起的，温度回升就又可以摸到了。如果是还没有下降，在1

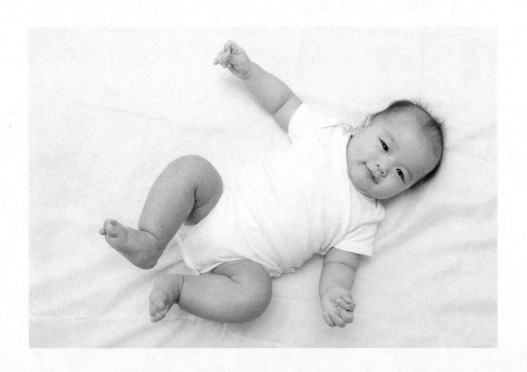

个月内大部分都可以下降，部分在1岁前下降，如果1岁以后仍然没有下降就需要手术矫正，不过这个比例较小。

马牙：有的宝宝出生后，齿龈边缘或者上腭中线处能看到乳白色的颗粒，俗称"马牙"，这是上皮细胞堆积出来的，不要去擦或者蹭，过几天会自行消失。

很多看似异常的现象其实是正常的，但是父母要有十足的把握才可以不去理会；如果有些现象自己不能确定是否是正常的，要积极咨询医生，有些看似无碍的现象可能隐藏着重大问题。

新生儿要做的体检

新生儿体检，包括出生后的健康检查和满月后的健康检查。

宝宝出生后的24小时内，儿科医生会为宝宝做一次全面的身体检查，测量头围、身长、体重，查看宝宝皮肤的颜色，检查宝宝心脏是否有杂音、呼吸是否正常、肌肉紧张程度、脐带以及生殖器官是否正常等。

宝宝出生72小时后，医院会为宝宝采集足跟血，做新生儿疾病筛查。目前新生儿疾病筛查主要包括先天性甲状腺功能减退症和苯丙酮尿症的筛查。

每天为新生儿测量体温

宝宝发生感染是非常危险的，建议给他每天测量2~3次体温，特别是新生儿初期，要坚持这么做，这是发现感染非常有效的手段。感染了却没有及时发现，严重时可能会伤及宝宝听力、智力甚至生命。

给宝宝测量体温一般测的是耳内温度。测量耳温速度很快，使用耳温枪1秒钟就能出结果。不过宝宝体温受当时活动情况影响较大，所以测体温前最少让宝宝安静半小时，不能在吃奶后、哭闹后或者洗澡后测量。在宝宝安静状态下测得的体温，无论用哪种方法，正常情况下都不能超过38摄氏度。一旦超过38摄氏度，要迅速带宝宝去医院。

新生儿即使发热，但只要没超过39摄氏度就最好不要用退热药，尽量用物理方法降温，其中温水擦浴最适合新生儿。用32～34摄氏度的温水浸泡毛巾，水不要拧干，让毛巾湿一点，然后擦拭颈部、腋下、大腿根等部位。另外也可以在36～37摄氏度的温水中泡澡。

宝宝体温降下来没再升高就没问题了，如果降不下来或者反复发热，要及时到医院就医，确定原因并治疗。退热药要严格按照医嘱用量使用，避免过量。

不建议给新生儿用激素类的退热药，常用激素类退热药可致宝宝自身免疫力降低，会影响宝宝以后的抗病能力。医生开药或者自行购买时都要问清楚是否是激素类药物。

爱心小贴士

新妈妈可以去母婴店买儿童专用的电子体温计，测量体温后，数据会直接显示出来，比较方便。

不要刻意为宝宝创造无菌环境

有的新妈妈特别讲卫生，到了宝宝身上就更甚了，不但把宝宝的衣物、餐具做各种消毒，甚至还用酒精擦拭宝宝身体，大人接触宝宝之前也是多次清洗、消毒，这就过了。

宝宝是比较弱小，比较容易受感染，但是没有到那么脆弱的地步，不会那么容易受感染，而且他从母体和母乳里已经接受了一定的免疫物质，对普通的致病菌是有抵抗能力的，而且致病菌是要有一定的量才能致病，普通或者少量的致病菌是没有威胁的，生活中到处都存在致病菌，大多数人却仍健健康康，就是这个原因。

而且，抗体是在宝宝不断接触致病菌的过程中产生出来的，如果一直让宝宝生活在无菌环境中，就像让一群士兵永远生活在没有敌人的状态中，抵抗力是无法增强的。只有和致病菌不断对抗，免疫力才能提升。跟致病菌的正常接触是免疫力产生和提升的必需条件。

一厢情愿地为宝宝创造无菌环境，结果与愿望一定会背道而驰，因为宝宝不可能永远生活在新妈妈创造的这个环境中，他必定会走出去，暴露在致病菌中。如果之前太过保护，没有接触过致病菌，现在一些普通的致病菌，对别的宝宝没有任何威胁，却可能让自己的宝宝生病。

因此，对新生儿的照顾，新妈妈一定要放松下来，平常心对待就可以了，要干净但不要过分干净，否则自己累得够呛，却反而还害了宝宝。

适合新生儿的家居环境是什么样的

刚刚离开温暖舒适的子宫的宝宝特别敏感，需要一个舒服的家居环境，大人要尽力为他创造。

首先，给宝宝挑个房间，要选向阳的，并且不能是刚刚装修过的。向阳的房间光线充足，更容易观察宝宝，尤其是宝宝有黄疸的时候，加重还是变轻了，很容易发现。而且宝宝睡在阳光充足的房间更有利于他感知光线变化，有助于他区分白天、黑夜，睡反觉，也就是白天睡觉夜里玩耍的可能性要少一点，对培养良好的睡眠习惯有好处。

给宝宝睡的房间一定不能是刚刚装修过的，装修材料再环保，都会有些对宝宝有伤害或者不利的物质存在。如果甲醛、苯等的浓度比较大，宝宝的健康会受到较大威胁。一般来说，房间装修后要通风3个月才能勉强短暂地给宝宝用一下，如果要长时间待在这样的房间里，最好在装修2年以后。

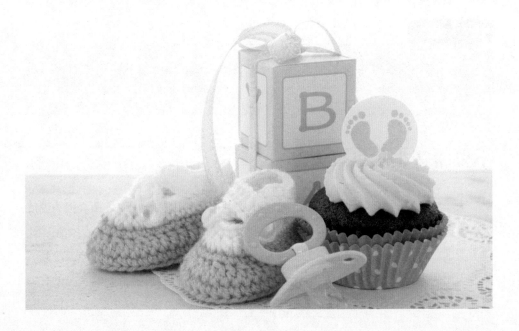

其次，房间要有合适的温度和湿度并且常通风。新生儿居住的房间温度在22~24摄氏度，湿度在55%~65%最为合适，可以在宝宝的房间里挂一支温湿度计监测。温度和湿度不适合的时候可以用空调和加湿器调节。

长时间不通风的房间，温度会升高，而且空气不清新，灰尘较多，会让人不舒服。宝宝住的房间每天都要通风2~3次，每次5~10分钟。不过要注意不要让风对着宝宝吹，避免着凉。在通风的时候可以把宝宝带到别的房间。

再次，宝宝的房间不要太花哨也不要太灰暗。宝宝的视觉功能发育不完善，如果太花哨会扰乱宝宝的视线，引起视觉混乱；如果太灰暗，宝宝的视觉功能得不到有效的刺激，对大脑发育也不利。比较适合的装修是运用较大面积的黄、绿、蓝、红等亮色的大色块。

还有，宝宝住的房间里不要摆放绿色植物。宝宝很敏感，一些绿色植物有可能引起宝宝过敏。还有一些植物会释放出有害气体，如丁香、夜来香等，对宝宝不利。

房间符合要求了，还要给宝宝准备一个舒适、干净的床铺。床铺以婴儿床配婴儿专用床垫最合适，是最舒适的。另外宝宝周围一定要清理干净：第一，塑料袋、纱巾等轻质的东西要拿走，如果飘起来蒙到宝宝脸上，是会引起窒息的；第二，太硬的东西也要拿开，一些玻璃制品、不锈钢制品可能会在宝宝挥舞手臂的时候磕到他；第三，纽扣、钉子等细小的物件，也要拿走，以免被宝宝抓起来掉到嘴里、耳朵里，发生意外。

平时给宝宝清洁房间的时候，最好的方法是用湿布擦拭房间里所有物品，不要用刷子扫，可以避免灰尘飘浮，刺激宝宝呼吸道。

不要给新生儿包裹太厚

宝宝皮肤比较脆弱，穿得太多、盖得太厚或者裹得太紧，皮肤表面会因为温度太高、透气不良而出现脓包，如果不及时减少衣物，脓包会进一步感染、化脓，让宝宝受罪。另外，新生儿皮肤散热系统不是很成熟，包裹太厚还会导致体温过高，热散不出去，最终可能会导致宝宝发生热性惊厥。热性惊厥可能会影响宝宝的智力发育。所以千万不要给宝宝穿得太多，盖得太厚。

　　其实，新生儿时期宝宝一般情况下不需要外出，外出也是车接车送，受凉的可能性比较小，所以没必要多穿。多数时间都是在睡觉，可以不穿外衣。只要室温合适，穿一层内衣再盖上小被子就足够暖和了。

　　宝宝穿得、盖得是否多了，可以从他的肤色以及体温来判断，要经常摸摸他的手脚，手脚温热，宝宝就是舒服的，如果手脚热，穿得就有点多了。不过因为手脚属于肢体末端，容易发凉，所以手脚比较凉的时候不一定说明宝宝就冷。也就是说宝宝手脚热，宝宝肯定不冷，手脚冷，宝宝却不一定真的冷。不好判断的时候，可以摸摸后颈下的位置，如果温热无汗，就没有问题，如果有汗，说明有点热，需要减点被盖或者将被盖向下拉一点。还有，宝宝的脸色也可以看出冷热与否，如果脸色泛红就有点热，脸色泛青就有点冷。

　　其实宝宝对冷热反应也比较敏感，会用哭声表达自己的不适，如果哭的时候声音烦躁，同时脸红、有汗，就必须减少衣服或被盖了，如果哭的声音瑟瑟缩缩的，同时身体肤色泛青或者发花，就是冷了，要加衣服、被盖。

　　如果看到宝宝皮肤上有红斑或者呼吸急促、脸红发烫，可能体温已经很高了，要马上减少衣物。

　　外出时，比如出院回家、打预防针的时候，也可以只穿一层内衣，冬天就裹上棉被，夏天包上毛巾被或者夹被就足够了。

　　给宝宝包小被子的时候，可以看看别的有经验的人是怎么做的或者向他们请教一下。正确的方法是先将小被子平铺在床上，一角对着自己，然后把穿好衣服的宝宝放在小被子的对角线上，位置稍靠上一点，然后将脚底的一个角撩上去，再把身体两侧的两个角折向身体，裹紧，最后把头顶最后一角折下来盖在头顶。

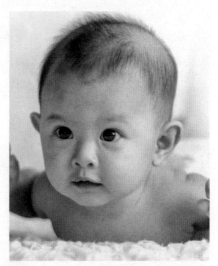

　　新生儿出院时给他包裹的时候要注意应宽松一点，尤其是头顶一定要留有空隙，并且上车后就打开，避免宝宝因为太热出现热性惊厥、窒息等严重后果。

新生儿不需要枕枕头、穿裤子

新生儿第一生理弯曲也就是颈椎处的弯曲还没有形成，而且肩膀比较窄，所以无论是仰卧还是侧卧，身体和头都能保持在一个平面上，如果枕了枕头，反而会抬高宝宝的头部，使头和身体形成一定的夹角，呼吸道有了一定的弯曲度，反而影响呼吸，所以睡觉的时候没有必要给他枕枕头。如果宝宝衣服穿得比较厚，躺着的时候感觉头有些后仰，不是很舒服，可以把一条毛巾对折两三次垫在头下。注意垫要垫在脖子和头部连接的地方，不要直接垫在后脑勺，宝宝脖子无力，只垫后脑勺也会让脖子弯曲，不容易呼吸。

新生儿期宝宝大小便特别多，穿裤子很不方便，所以一般这个时期的宝宝都不穿裤子，可以穿蝴蝶衣。这样每次更换尿布的时候，打开裆部的扣带就行，不用挪动宝宝，是比较方便的。

怎样给新生儿穿、换衣服

新生儿全身无力、柔软，要给他换衣服也不是一件容易事，换上衣最难。给他脱换衣服的时候尽量不要动作太大，不要别到他的手和胳膊，以免弄伤或者弄疼。

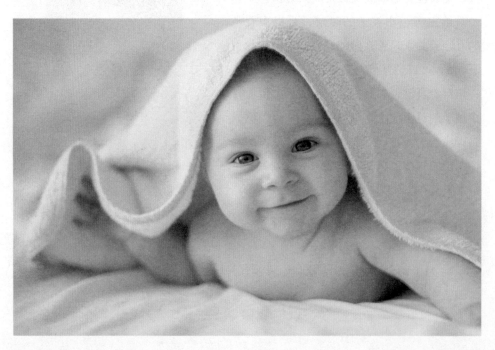

不过，也不用将宝宝想象得过于脆弱，只要方法正确就没有问题。

宝宝的上衣一般都是前开口或者侧开口，穿的时候先穿一边袖子，将宝宝拳头送入袖子，再轻轻推他的肘部，将手臂全部送入袖子。记住千万不要从袖口拉宝宝的手穿过袖子，现在的宝宝总是手舞足蹈，如果他向相反方向用力，可能会拉脱臼。穿好一边袖子以后，轻轻抬起宝宝上身，将衣服后背平铺在床上，再让宝宝躺平，用同样的方法把他的另一只手和胳膊送入袖子，然后把扣子扣上或者带子系上，把上衣整理平整就可以了。

脱上衣跟穿的时候顺序相反，先脱一只袖子，抓住袖口向上提起，宝宝的手臂会自动回缩，一只袖子就出来了，再轻轻抬起宝宝的上半身，把衣服从后背下抽出，将另一只袖子脱出来就可以了。

宝宝挥动拳头的时候，手经常会从袖子里脱出来，钻到领口去，再帮他穿进去就可以了，别用线绳、橡皮圈等捆绑袖子固定胳膊。

给宝宝穿背心是比较简单的，因为背心上两肩膀处一般都是用扣子扣在一起的，能打开，就不用从头上套着穿了。把扣子先打开，然后从宝宝的脚下套进去，顺着身体穿上来，把肩膀的扣子扣上就可以了。

爱心小贴士

　　给宝宝准备的衣服，穿之前要检查下线头，不能有长线头或者套成圈的线头，以免在不注意的情况下缠绕住宝宝的手指或者脚趾。

掌握新生儿的睡眠规律和特点

新生儿睡眠有很独特的规律和特点，新妈妈了解清楚后更容易照顾好他。

睡眠时间长：新生儿睡眠时间非常长，尤其是新生儿早期每天有20个小时在睡觉，但是每一觉的时间都比较短，大概只有45分钟，感觉睡了一会儿就醒来了，醒来10分钟左右又困了。这是因为新生儿睡眠周期比较短，而且他不能自动进入下一个睡眠周期，就表现出睡一觉的时间很短的特点。到新生儿晚期总体睡眠时间有所减少，会减少2~4小时，每次醒来的时间也有所延长，满月时一觉可以睡1小时。

从不分昼夜到夜睡昼玩：新生儿早期宝宝白天和晚上睡觉没有区别，到晚期会慢慢开始夜里睡得多，白天睡得少，开始区别出白天和夜晚了。

常出现受惊表现：新生儿期的宝宝睡觉的有时候会抖动，这是因为他的身体功能还未发育健全，只要受到刺激，比如有较大声音或者有人突然接触他，一紧张就会这样，有时候是下颌抖动，有时候是四肢抖动，有时候全身都会抖，同时眼睛圆睁，都是正常的。这时候可以俯下身子抱着他，摸摸他的头，温柔地跟他说话，他很快就会安静下来，重新睡去。到宝宝长到三四个月的时候这种现象就会消失。

特别容易受惊的宝宝，睡觉的时候不应该刻意保持安静，反而应该保持适当的声响，这样一些小声音的出现不会太突兀，宝宝就不会频繁受惊，能睡得更安稳些。

头部出汗：宝宝睡觉时头部会出汗，是自然现象，如果后背、前胸、脖子等部位没有出汗，就不用去动他，让他好好睡觉，睡到自然醒就可以了。

可能睡反觉：大部分宝宝都会随着长大逐渐开始白天睡得少，夜里睡得多，形成这样一种规律；但有的宝宝却相反，夜里不睡，白天多睡，这叫"睡反觉"。睡反觉的原因是宝宝没有分清白天和夜晚的区别，把二者弄混了。长时间睡反觉对宝宝没有好处，需要纠正。睡反觉纠正起来并不难，只要坚持让他明白夜晚和白天的区别，就不会睡反了，具体可以按以下方法来做。

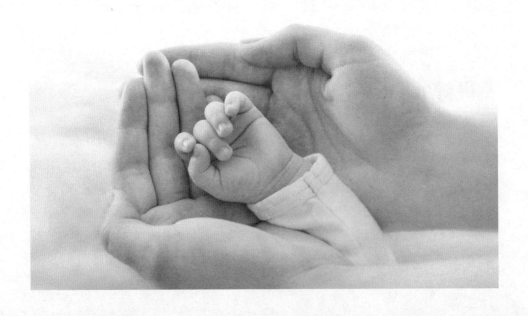

❶ 睡眠环境的嘈杂度要适当。白天宝宝睡觉时家里不能太安静，应该保持日常的嘈杂度，大人该干什么干什么，聊天、做家务弄出的声音都不必刻意避讳，更不应该为了安静而什么都不做。白天适当的嘈杂和夜晚的安静有助于宝宝区分白天和黑夜，对预防睡反觉有用。

❷ 宝宝睡觉时光线要适合。白天睡觉不要拉窗帘，晚上睡觉不要开灯，让宝宝适应在这两种自然光线下睡觉，这样才能什么时候都睡得安稳。

夜里睡到早上，不管宝宝醒没醒，都要自然地拉开窗帘并且开始正常的日常活动，自然地叫醒宝宝，让他明白天亮要清醒的道理。晚上关灯，全家一起睡下，保持安静，让他明白天黑要睡觉的道理。

此外，坚持在白天的时候多跟宝宝玩，延长他清醒的时间，如果宝宝不小心睡着，并且睡着时间已经比较长了，尤其是临近夜晚的时候要设法叫醒他，揉耳朵、摸脸、弹脚心都可以。白天睡得少了，自然夜里就会多睡。坚持一周左右睡反觉的习惯就会被纠正过来了。

爱心小贴士

宝宝困了要及时睡觉，如果困了还不让睡，很快就会烦躁起来，哭闹、尖叫都可能。大人要注意发现宝宝的困意，打哈欠了、眼皮重了、眼神散了都是困了的意思，大人就不能再跟宝宝玩了，应该把他放下睡觉了。

新生儿跟妈妈分床不分房

新生儿单独睡或跟新妈妈一起睡两种方式各有好处。单独睡，宝宝独立性比较强，每次醒来后能够自己重新入睡；跟新妈妈一起睡，宝宝每次醒来都能感受到新妈妈的气息，得到安慰，更有安全感。但是也各有坏处，宝宝单独睡剥夺了宝宝享受新妈妈呵护的很多机会，毕竟安全感比独立性对初生的宝宝更重要。跟新妈妈一起睡，如果脸和脸贴得太近空气中的氧气大部分会被呼吸能力更强的新妈妈占去，对宝宝不利。而且一起睡的时候，如果不小心压到宝宝，会引发危险。

综合起来看，宝宝跟新妈妈同房不同床是最好的，可以把宝宝睡的小床放在新妈妈睡的大床边上，将小床挨着新妈妈一边的栏杆放下来，这样宝宝和新妈妈既睡在一起又不会互相影响。

　　不过很多父母都有自己的想法，坚决让宝宝跟自己睡或者让宝宝自己睡一个房间，这都是可以理解的，只是要注意避免其中可能发生的问题。

　　如果要让宝宝跟自己一起睡大床，一定要注意安全。

　　首先，宝宝和新妈妈的距离要在一臂以上，避免新妈妈的手在睡梦中压到宝宝身上。其次，新妈妈和宝宝要各睡一个被窝，如果同盖一条被子，宝宝的位置一般靠下一些，很容易因为新妈妈把被子拉得过高而堵住口鼻。因此给宝宝盖上被子后，要把两边掖进床垫下面，露出宝宝的脸和脖子。

　　但是，如果新妈妈睡觉比较沉而且睡相也不太好，那无论如何还是跟宝宝分床睡比较好。

　　如果让宝宝单独睡一个房间，要等宝宝睡着20分钟之后再离开，尤其是刚喂完奶的时候，不要把他放下就离开，宝宝可能会因为发生溢奶没有及时处理而窒息，这是很危险的。如果宝宝下肢活动能力比较强，能把被子蹬开，那要用物品把被子的四个角固定住或者穿睡袋，避免宝宝蹬开被子着凉或者把被子蒙到脸上引发危险。

让宝宝学习自然入睡

　　宝宝睡觉前大部分都会哭一会儿，这是因为睡意让他烦躁，他的啼哭是为了宣泄这种情绪，宣泄完了，就会安静、自然地睡着了。所以宝宝睡觉不需要哄，不要拍、不要摇，困了就把他放在床上，慢慢地他就学会自然入睡了。有两种哄睡方法是要特别提醒避免的，一种是抱着宝宝睡，另一种是含着乳头或者奶嘴睡。

　　有人认为宝宝被抱着睡得踏实，能多睡一会儿，其实这是一个误区。宝宝被抱在怀里，睡眠质量根本不能保证，深睡眠时间是比较短的甚至根本没有。之所以看起来睡的时间比较长，只是因为大人发现他要醒来就自然而然摇晃两下，把宝宝再次哄睡，几个睡眠周期连起来了。抱着睡，不但睡眠质量差，而且宝宝没有机会平平展展地躺在床上，对他的骨骼发育没有好处，宝宝的肌肉也不能得到有效放松，休息效果不如在床上好。所以只要宝宝要睡了就应该把他放在床上让他自然入睡，如果在怀里睡着了，等他睡熟就把他放回床上去，不要始终抱在手上。

　　含着乳头睡觉，宝宝会随时吮吸两下，导致进食没有规律，不利于消化，对肠胃不好。而且这样睡觉，宝宝的口腔中始终残留着乳汁，对口腔健康没有好处。如果含着奶嘴睡觉，时不时吮吸两下，吸到肚子里的都是空气，容易引起腹胀、打嗝等。所以一开始就不能让宝宝养成这样的习惯。如果已经含着乳头睡着了，要揪揪他的耳朵或者弹弹他的脚心，把他叫醒继续吃，如果不吃也不松口，就要把乳头取出，然后把他放到床上去睡。

爱心小贴士

　　宝宝睡觉时可以放些有助于睡眠的音乐或者在他旁边轻声哼唱一些旋律较舒缓的歌曲，可起到安定心神的作用，帮助宝宝尽快愉快入睡。

经常为宝宝更换睡姿

　　侧卧、俯卧、仰卧，哪种睡觉姿势新生儿都可以采用。每一种都有好处，但也都有潜在危险，要有意识地避免危险发生。

　　首先说俯卧。俯卧的时候宝宝因为最柔软的肚腹受到严密的保护，所以最有安全感，睡得最踏实，但是这种姿势宝宝特别容易口鼻被堵，发生窒息。另外，俯卧还会压迫内脏，不利于宝宝生长发育。

　　其次是侧卧。侧卧的好处是溢奶时奶液会顺着嘴角流出，不会反流入气管，能有效避免因为溢奶引发的窒息危险，但是侧卧特别容易被动翻成俯卧，也容易造成宝宝口鼻被堵而窒息。

　　最后是仰卧。仰卧相对来说是最安全的，但是当溢奶时，大人如没有及时发现，那就是最危险的睡姿了，因为此时溢出的奶液最容易反流入气管引发窒息。

　　睡觉的方向也就是头冲哪边、脚冲哪边不要太固定，应该经常换。宝宝在醒着的时候眼睛总是跟着大人转的，脸总是侧向有人或者挂着玩具等吸引他的一边。而他的眼球还没有固定，如果总是从一个方向看，很容易斜视。睡觉方向经常换，宝宝向左转头和向右转头的概率就是大致相同的，眼珠子向左或者向右转的概率也是对等的，斜视的概率就低了。

　　侧睡时向左侧睡还是向右侧睡，这个方向也要经常变，不要始终偏一侧睡。如果总是偏一侧睡，宝宝贴近床面的脸部肌肉向下坠，会越来越大，而远离床面的一侧肌肉线条则比较紧，脸会比较小，形成大小脸，影响美观。此外总是偏一侧睡，宝宝颈部一侧肌肉经常能得到拉伸，另一侧肌肉始终处于紧缩状态，容易形成歪脖子，对宝宝的形象影响很大。

新生儿要怎样抱

宝宝喜欢被抱着，尤其是被妈妈抱着，听着妈妈熟悉的心跳声，很有安全感，所以新妈妈要多抱抱宝宝。把宝宝抱起来的时候动作要轻柔，不要伤害到他的头颈部，不能让颈部过度屈曲，否则会让宝宝很不舒服，甚至会受伤。

抱新生儿一般都是打横抱，在宝宝仰卧的时候，大人弯腰将一只手插到宝宝头颈下方，另一只手反方向插到臀部下方，将宝宝搂着抱起来。抱起来以后，托着宝宝头颈的手把手肘向外转，手掌向内转，让宝宝的背部和臀部平躺在这条手臂上，头颈在肘弯处。另一只手手掌向外转，手肘向内转，把宝宝的臀部放在手掌上，宝宝的腿在手臂处，双手交汇在宝宝的后背或臀部，就抱稳了，宝宝也比较舒服。

竖着抱可以锻炼宝宝头颈部的肌肉，时不时竖着抱宝宝，可以让他更早学会抬头，另外竖着抱的时候宝宝视野更开阔，对宝宝视力和智力发展有促进作用。不过初生的宝宝尽量不要竖着抱，最少要在15天才能做这样的尝试。

竖抱时，宝宝也要先仰卧，大人双手都从靠近自己一侧插入宝宝身体下方，一手托头颈，一手托臀部，将宝宝托起来，然后大人上身向后仰，托着臀部的手向外送，托着头颈部的手向内收，将宝宝身体转90度，与大人身体垂直，然后双手一起向上抬，让宝宝的后背紧紧贴着大人的身体，头颈靠着大人的胸膛，托着头颈的手抽出来，护着宝宝身体，像安全带一样从宝宝胸前穿过箍住宝宝，臀部改为坐在胳膊上的姿势就可以了。这时候宝宝像坐在安全座椅上一样舒服。

无论哪种抱法，都不能抱太久，一般每次抱5~10分钟就可以把他放下来了。抱得太久，宝宝会累，大一点的宝宝会用打挺、哭闹表示不满，而小一点的不会，这时就只能依靠大人的自觉了。

爱心小贴士

　　新生的宝宝千万不可像抱大宝宝一样夹着他的腋下将他提起来，会对他的颈部肌肉和骨骼造成严重的损害，宝宝呼吸也会不畅。

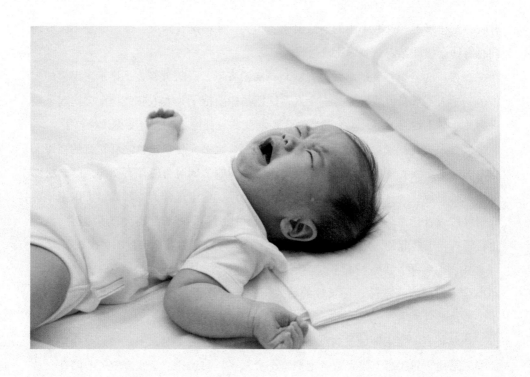

新生儿哭闹时怎样安抚

　　宝宝哭闹除了是需要通过啼哭运动运动，还有就肯定是不舒服了，不是身体不舒服了就是心里不舒服了。只要帮他解除不适，就不会哭了。宝宝不同状态下的哭声是不一样的，比如运动性的啼哭，哭声响亮，富有节奏，抑扬顿挫的，虽然在哭但没有伤心的表情，也没有眼泪，这时候可以不去理他，哭一会儿也就停了，情绪不会受影响。如果不是这样的啼哭，新妈妈还需要再仔细倾听他的哭声，并分辨原因。在暂时分辨不出来的时候就要一项一项地排除可能引起宝宝不适的原因。

　　饿了会哭：如果饿了，宝宝哭的时候，头会向左右转动，同时嘴唇也会蠕动。如果大人把手指放在他的嘴角，马上就会转头去含手指，这是在觅食，新妈妈就应该喂奶了。只要吃到奶，哭声马上就会停。如果刚刚喂完奶，能确定他还不饿，却有这样的表现，那就可能是渴了，可以喂水试试。

　　过饱了会哭：如果吃得过饱了，宝宝也会不舒服，会哭一哭助消化。这时哭声尖锐，同时两条腿乱蹬。这样的啼哭可以不用管他，尤其不要抱，抱会压迫到他的肚子，会更不舒服。由着他哭，哭一会儿肚子舒服了就停了。

　　身体不适时会哭：衣服穿得不舒服，太紧或者太多；或者纸尿裤湿了；有蚊虫叮咬，都会啼哭。这些小小的不适引起的啼哭，哭声刚开始大，逐渐会变小，哭的同时身体会扭动不安，显得比较烦躁。

想要抱时会哭：哭的时候声音洪亮，涕泪齐下，眼睛看着人，显示出渴望的表情，一个人不理会他就转向另一个人，这就是想要抱了，大人应该把宝宝抱起来哄一会儿。如果始终不抱，宝宝的哭声会逐渐变弱直到停止，人会变得没精打采。

肠痉挛引起腹痛会哭：新生儿容易肠痉挛，大多发生在进食之后，有的在每天固定的一个点哭。哭的时间比较久，哭声更像嚎叫，同时可能伴有面部潮红，腹部胀而紧张等症状。直到肠痉挛停止，哭声才会停。宝宝这样哭的时候，可以把他翻成俯卧位或者让他趴在大人手臂上，肚子受到压力，肠痉挛疼痛会有所缓解，抱着他轻轻摇晃也能起到一定的缓解作用。宝宝长大一点儿后肠痉挛就不再出现了。

生病时会哭：正常情况下，宝宝每天的啼哭时间加起来约为2小时，如果远远超出这个时间，经常性、持续性的啼哭，安抚始终不起作用，宝宝可能就是生病了，要及时看医生。

当然还有些宝宝即使没病没痛没有不舒服，也会时不时大哭，他只是希望大人能多陪陪他，只要有人陪着或者抱抱就不会哭了。对这样的宝宝多些耐心陪伴，让他感受到你的关爱，宝宝长大一些后就会比较有安全感，不会那么爱哭了。

宝宝哭闹的时候，新妈妈不要发脾气，一定要平心静气，仔细看看宝宝有什么不舒服的，饿了喂奶，热了减点被盖，不想自己待着就跟他说说话或者抱一抱，千万不要呵斥或者责骂宝宝，或者跟宝宝较劲，就不抱，宝宝感受到新妈妈的烦躁情绪和对自己粗暴、冷落的态度，会更加烦躁，更难安抚，所以，新妈妈一定要柔声安抚才能有效。

另外，不论什么时候，不要放任宝宝自己哭，如果实在不能马上满足他的要求，要耐心地和他说话，安抚他，总之别不理不睬，也别试图让宝宝自己哭累了睡着，一旦他哭上脾气来，很难再哄好，而且以后他会越来越爱哭，越来越难安抚。宝宝哭得太多、太久对身体也是一种伤害。

爱心小贴士

宝宝大哭不止的时候，可以试试握着他的小手在他的胸前摇晃几下，这招很有效，大哭的宝宝很可能瞬间就笑了。

不要抱着新生儿猛晃

　　新生儿大脑发育还不完善，脑组织呈"果冻"状态，这种情况一直到1岁以后才会改变，因此新生儿的大脑很容易受伤。如果头部被摇晃，使得脑组织撞向头骨，严重时可能造成颅内伤如脑出血或者脑细胞死亡等严重后果，这可导致宝宝残疾甚至死亡。即使不会造成严重损害，也可能损伤脑细胞，从而损伤智力。这种情形医学上叫作"摇晃婴儿综合征"。

　　所以不要用力、大幅度摇晃宝宝，哄睡的时候也不要摇晃，摇晃着睡着的宝宝很可能是因为被摇晃得头晕眼花而昏睡过去的，并不是自然睡着。另外，宝宝哭闹时，新妈妈即使再心烦也不要猛然摇晃他或者把他摔到床上，否则都是可能造成伤害的。

爱心小贴士

　　宝宝3个月以后，很多大人喜欢跟他玩"举高高"或者把宝宝抛来抛去这样的游戏，也可能会伤害到宝宝的大脑，要谨慎，最好少玩。

如何为宝宝选择纸尿裤

　　新生儿大小便比较多，皮肤又特别娇嫩，很容易生尿布皮炎，用的纸尿裤质量一定要好，要在较长时间使用后也能保持干爽。

　　保持干爽的条件是纸尿裤吸湿性和透气性要足够好，可以用一杯热水来判断。把热水以尿流的速度倒在纸尿裤上，看是否能迅速吸收干净，同时拿一只干爽的杯子覆在纸尿裤背面，如果纸尿裤透气性好，杯子内壁很快就会凝结出较多的水珠，如果透出的热气比较少，凝结的水珠比较少，说明透气性不太好，要么不用，要么就要勤换。

　　新生儿的纸尿裤一般都是用NB号，但有些宝宝较大，穿着可能会小。纸尿裤是否合适要注意观察宝宝的大腿根部，如果拆下来之后大腿有红印，说明太小了，需要更换大一号的。当然也不能太大，如果太大会跟大腿贴合不紧密，容易漏尿。

　　刚开始给宝宝穿纸尿裤的时候，新妈妈动作可能不会太熟练，练习几次就会

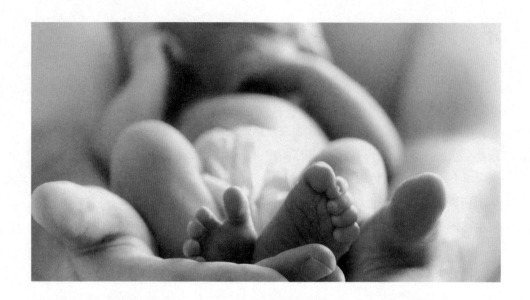

好。先让宝宝仰卧，一手握着宝宝双脚脚腕，向上用力，把他的臀部抬起，然后把纸尿裤的后面垫在臀部下方，其最上端在宝宝的腰部，然后放开他的双腿，把纸尿裤另一半撩上来盖在外阴上，把腰两侧的魔术贴贴上，并根据宝宝的腰围调整魔术贴的位置，确保不松不紧，纸尿裤穿好后，能插入一根手指的松紧程度刚好。待宝宝长大一些，腿有力了，再提起他的腿他可能会跟大人较劲，用力挣脱，这时候最好换个方式，先让宝宝俯卧，将臀部下方的纸尿裤垫好后，再让他仰卧，收拾好剩余的部分就可以了。

如何呵护新生儿的臀部和外阴

　　宝宝皮肤娇嫩，长期受大小便刺激，如果护理不好，很容易发红、起皮疹或者出现裂口、破溃等。保护臀部、外阴健康的最基本也是最关键的方法是保证这里皮肤的干爽和清洁。

　　首先，勤用水洗。每次大小便后都要用清水给宝宝清洗臀部和外阴，彻底清除残留的大小便。残留的大小便对宝宝的皮肤刺激是很大的。

　　其次，多让臀部见风。每次刚刚排完大小便的时候不会很快再排，清洗之后可以暂时不包纸尿裤，让臀部皮肤和外阴皮肤自然晾干。每次晾10分钟左右就会很有效果。之后就可以包上纸尿裤了。

再次，纸尿裤的质量要好。纸尿裤不够柔软，也会刺激宝宝皮肤，纸尿裤不管表层的手感还是抓握着的感觉都要柔软。

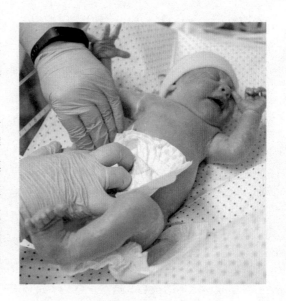

还有，纸尿裤及时更换。纸尿裤只要尿了就要更换，虽然纸尿裤能承受几次被尿湿而不会漏尿，摸上去可能也感觉不到湿，但是锁在里面的尿液会渐渐变凉，会让宝宝的臀部很不舒服。只要不是宝宝刚吃完奶或者正在吃奶、正在睡觉的时候，发现被尿湿就应该换。

爱心小贴士

如宝宝的臀部已经发红，可在医生指导下涂一点能隔离大小便污染、刺激的药膏如鞣酸软膏，它对这里的皮肤能起到较好的保护作用。在每次清洗完宝宝臀部后可以薄薄地涂一层。

新生儿48小时内排小便

新生儿出生时膀胱中仅有少量的小便，大多数会在出生后24小时内排第一次小便，少数会延迟到出生后48小时内。如果过了48小时，新生儿依然没有排小便，要报告医生，进行检查。

新生儿因为头几天吃得少，所以小便次数也较少，每天排4~5次，随着食量增大，小便次数和小便量都迅速增加，每天小便次数可以达到20次，每次排出大约30毫升。

新生儿初期的小便颜色较深，而且稍显浑浊，这是正常的，还要过一段时间，小便才能变得清亮。

新生儿24小时内排胎粪

新生儿在宫内时吞下的羊水、胎毛、胎脂等聚集在肠道内会形成胎粪，颜色暗绿，质地黏稠。胎粪必须在正常的消化之前排尽，一般新生儿都在出生后24小时之内会开始排出，如果在24小时内没有排出，要报告医生，检查新生儿是否有巨结肠等消化道畸形。

在胎粪排干净之后，新生儿开始正常排便，大便次数不定，一般为每天2~5次，母乳喂养的大便次数偏多，配方奶喂养的新生儿大便次数偏少。

母乳喂养的新生儿大便呈金黄色糊状，配方奶喂养的新生儿大便呈淡黄色，可成形。如果母乳喂养的新生儿大便呈深绿色黏液状，表示母乳不足或消化不良，需要增加母乳喂养量。如果便中有奶瓣，但大便颜色正常，质地均匀，水分不多而且不含黏液，就不用担心，这是正常的。配方奶喂养的新生儿如果大便呈灰色，质硬且较臭，说明奶液中蛋白质过多，而糖分过少，需要换奶粉。

注意观察新生儿的小便情况

新生儿的小便要经常观察，有几种看上去异常的情况，要区别对待。

❶ 新生儿小便量明显减少，如果同时伴有颜色发黄，可能是饮水不足引起

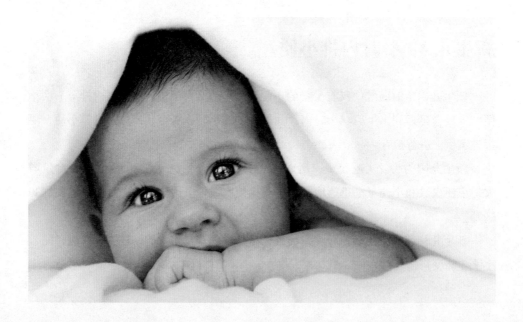

的，可以适当喂水。但是如果同时伴有腹泻、呕吐等现象，小便量减少可能预示着脱水和电解质平衡紊乱的情况，要及时看医生并补液。

❷ 新生儿排小便过频时，要观察小便量是否同时增加，如果有所增加，说明是正常情况，如果没有增加就可能是疾病所致，需要检查、治疗。

❸ 新生儿小便颜色发红，纸尿裤上有粉红色结晶物，这是由尿酸盐结晶所致，是正常现象，一般发生在夏天，3天左右就可消失。如果3天后仍没有消失可能是疾病引起，需要及时检查治疗。

❹ 冬天新生儿排出的小便如果是白色的，可能是尿酸盐遇冷引起的，属正常现象；但是如果小便颜色发白，有骚臭气味，同时伴有小便频繁、有急迫感、排小便时啼哭的现象，则很有可能是新生儿泌尿系统发生了感染，要及时治疗。

注意观察新生儿的大便情况

吃母乳的新生儿大便呈金黄色，偶尔会微带绿色且比较稀；或呈软膏样，均匀一致，带有酸味且没有泡沫。通常在新生儿期大便次数较多，一般为一天排便2~5次，但有的新生儿会一天排便7~8次，也属正常，只要宝宝精神饱满，吃奶情况良好，身长、体重增长正常，新妈妈就没有必要担忧。如果新生儿吃的是配方奶，那么大便通常呈淡黄色或土黄色，比较干燥、粗糙，如硬膏样，常带有难闻的粪臭味。

一般来说，新生儿的大便稍微有些改变，颜色或深或浅，状态或稠或稀都没有很大问题，不需要忧虑，但当新生儿的大便出现了较大的形态或次数上的改变就一定要警惕了，这可能是某些疾病的警示信号。

❶ 如果大便颜色灰白，同时巩膜和皮肤呈现黄色，有可能是胆道梗阻、胆汁黏稠或者肝炎的征兆。

❷ 如果大便呈现柏油样的黑色，可能有消化道出血的情况。

❸ 如果大便带有红血丝，可能是肛周有破裂，一般出现在便秘的新生儿身上。

❹ 如果大便呈赤豆汤样，可能是出血性小肠炎，早产儿比较多见这种现象。

❺ 大便有黏液，呈鼻涕状，部分带血，多为痢疾。

新生儿大便异常时，一定要及时就医。

每次大便后要清洗小屁股

宝宝的皮肤十分娇嫩，被大小便残留刺激后，容易引起红臀，如果大便污染尿道口，还会发生尿路感染。因此，宝宝每次大便后一定要清洗小屁股，千万不要以为用湿纸巾擦后就万事大吉了，因为肛门褶皱的地方是不易擦干净的。

妈妈给宝宝洗小屁股时要注意以下几点。

❶ 洗屁股用的水温要适宜，一般在36~37摄氏度，大人先用手试一试，不能有烫手的感觉。

❷ 要采用质地柔软的小毛巾或纱布洗屁股，每次洗后要搓洗干净，并放在阳光下晾晒。

❸ 洗时要从上向下洗，就是女宝宝先洗尿道处，再洗阴道口周围，最后洗肛门周围，以防止肛门部位的细菌污染尿道口和阴道口。这对女孩子尤为重要，因为女性的尿道、阴道口离肛门近，更容易感染。

❹ 清洗男宝宝的生殖器时不要将包皮翻开来洗；清洗女宝宝外阴时，不可清洗阴唇里边，以免感染。

宝宝一吃就拉是为什么

如果宝宝精神很好，食欲也很好，那么宝宝一吃就拉就是正常的。这在医学上叫"胃结肠反射"，吃东西的时候，由于食物对胃肠道的刺激，神经反射引起结肠、直肠的运动增强，造成排便，小儿的胃结肠反射非常敏感，因而会造成孩子一吃就拉。

母乳喂养的新生儿出现吃完就拉的情况尤为常见。事实上，如果在头几周，宝宝差不多每次都是吃完就排便，还是个好现象，因为这说明他吃饱了，新妈妈的母乳很充足。

等到宝宝3~6周大，他的排便次数就会降下来，不过，有些宝宝还是会继续有这种吃完就拉的习惯，但这种现象一般会随着宝宝的生长慢慢地消失。

如果宝宝是吃配方奶，他的排便次数常常没有母乳喂养的宝宝那么频繁，不过，吃配方奶的宝宝吃完就拉也是正常现象，妈妈不用担心。

通常而言，如果宝宝的排便习惯一直都算稳定，妈妈不需要担心，但是，如果宝宝的排便习惯突然发生了变化，并且他的大便变得更稀，那就要带他去医院了，因为这可能说明有感染了。

护理好新生儿的脐带部位

脐带脱落的时间，会依宝宝情况不同而有所不同，一般在出生后1~2周脐带都会脱落。在新生儿脐带脱落之前，伤口仍需护理，正确护理新生儿脐带是不可疏忽的。

❶ 在护理脐带部位时一定要洗手，避免手上的致病菌感染宝宝脐部。

❷ 在宝宝洗澡的时候，在脐带脱落前，不要让脐带沾水。如果在新生儿阶段给宝宝游泳，一定要带上防水贴。

❸ 脐带及其周围皮肤要保持干燥清洁，特别是要避免尿液或粪便沾污脐部创面。

❹ 每天要用75%的酒精棉签擦拭脐带部位2遍，早晚各1次。在擦拭的时候，一手轻轻提起脐带结扎部位的小细绳，一手用蘸过酒精的棉签充分地擦拭脐带与肉连接的地方。这时候要注意，如果棉签脏了，就要及时换掉，不要用脏的棉签反复擦拭，否则会感染和发炎的。

爱心小贴士

千万不要用紫药水，有的宝宝脐带很长时间不脱落，或脱落后化脓，有些老人为了消毒、干燥就给宝宝用紫药水擦拭脐带部位，这个方法以前的时候经常使用，但现在不提倡使用紫药水，因为紫药水并没有太好的干燥效果和穿透力，而酒精不仅能消毒还有一定的干燥效果。

怎样给新生儿洗澡

新生儿每天都洗澡是最好的，即使不能保证每天洗，每周也要洗两三次。宝宝新陈代谢旺盛，如果总不洗澡，皮肤清洁很难保证。其实，洗澡不仅能清洁皮肤，对宝宝心理也有一定的安慰作用。

给宝宝洗澡，真正洗的时间非常短，但是洗前的准备工作要做好，还有一些细

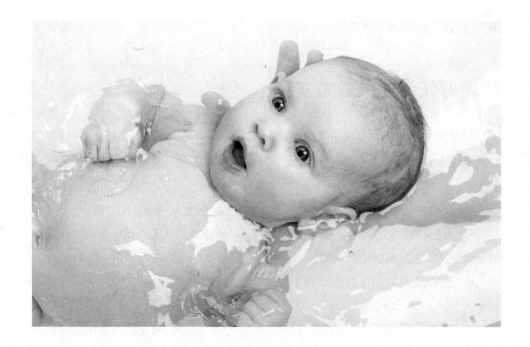

节也要注意到。该注意什么，出院前可以跟医生和护士请教一下。第一次洗澡新妈妈可能比较紧张，不过洗过一次以后就会轻松了。

◎ 洗澡要选合适的时间

　　新生儿最好选择上午10点左右的时间洗澡，这时候室内光线明亮，温度也比较好控制。但是要注意避开宝宝饥饿或者刚吃饱的时候洗。洗澡消耗很大，饿肚子会很不舒服，饱腹洗澡则会影响宝宝消化，还可能会溢奶。一般吃完奶1小时左右洗澡最好。

◎ 洗澡用品要干净，提前准备好，之后要认真清洗、晾干

　　澡盆在用之前，要先清洗一下，然后用开水浇一遍，消消毒。毛巾要准备3条，一条擦脸，一条擦身体，一条擦屁股，都放在澡盆边，触手可及的地方。洗完澡以后，毛巾和洗澡盆都要清洗干净，放在通风的地方自然晾干后，收在干爽的地方。毛巾要定期更换。

◎ 温度要适合，包括室温和水温，水量不需要太多

　　室温不能低于24摄氏度，水温最适合的是38～42摄氏度。如果室温比较低，无法保证，就不要让宝宝全裸入水洗了，擦浴即可。洗澡水可以开水凉温，也可以冷

热水混合调温。调温的时候要先放冷水再放热水，避免粗心新妈妈放了热水忘记放冷水而烫伤宝宝。水温开始可以用温度计测量，时间久了直接用手腕内侧就可以判断，热而不烫就是合适的。

洗澡水的量只要能没过宝宝的脚就可以了，不要太多。如果水太多，大人手打滑，宝宝滑入水里容易呛水。

◎ 洗澡前后都要注意避免着凉

在床上就要把宝宝衣服脱掉，先用大浴巾包着，到了澡盆边上再打开浴巾，给宝宝洗澡。洗澡时间不要太长，一般5分钟就可以，时间太长宝宝容易着凉而且会感觉累。洗完澡，把浴巾铺在腿上，把宝宝抱上来包好。衣服不要马上穿，要等宝宝身上完全干了之后再穿，否则身上水汽没有蒸发完，容易感冒。

◎ 从头到脚依次擦洗，一个部位擦一两次

宝宝抱到澡盆边上后，不要先打开浴巾，可以包着浴巾先洗头和脸。让宝宝躺在大人腿上，大人一手扶着宝宝的头颈，一手撩水上来清洗头发，洗完之后用擦身体的毛巾擦干。之后洗脸，用擦脸用的毛巾一角蘸水，先擦洗眼睛，从两只眼的内眼角擦到外眼角，擦一只眼睛换一个毛巾角。然后换个毛巾角蘸水从脸中央向两侧擦洗，将全脸擦洗干净。

洗脸的时候要注意别让耳朵进水，可以用手将两只耳朵耳郭按下，堵住耳孔。如果进水了，把宝宝翻成侧卧，哪侧耳朵进水就向哪侧卧，让水自然流出，洗完澡后用棉签擦干外耳道就可以了。

洗完头脸就可以打开浴巾，把宝宝放到澡盆里，如果有浴床就让他躺到浴床上，没有浴床就让他斜靠着大人的手臂，脖子以上露在水面上。然后用擦洗身体的毛巾擦洗身体，从脖子、肩膀一直洗到肚子、大腿、小腿、脚。洗脖子、胳膊、大腿的时候要将褶皱扒开清洗，这里容易积存汗液，长时间不清洗会发炎。之后再用擦洗屁股的毛巾将屁股擦洗干净，只擦外面，女孩不要扒开外阴洗里面，男孩也不要翻起包皮清洗，否则都会对宝宝造成伤害。

爱心小贴士

宝宝在卫生间洗澡时，要少开暖灯。暖灯光线刺眼，宝宝待在这样的灯光下，视力会受损害，如果眼睛正好对着灯，长期下去可导致视力受损。

新生儿期不要使用洗浴用品

新生儿皮肤特别娇嫩、敏感，任何外部的物品都可能给他造成伤害或者不适。洗浴用品就不适合用，新生儿洗澡的时候用清水就可以了。经常使用洗浴用品不但会刺激皮肤，还会洗掉皮肤表面本来存在的一层保护性油脂，让宝宝的皮肤变得干燥。

所以新生儿期洗澡就尽量不用沐浴露了，满月之后可以每周用1次。洗头发用不用沐浴露要看用清水是不是能洗干净，如果清水洗干净了，头皮没有油腻的感觉，就可以不用。如果头部油脂分泌旺盛，清水洗不干净，就要少量用些沐浴露，否则油脂积存太久会形成乳痂，很难清除。不过也不用每次必用，只在感觉有油脂清除不干净的时候用些就可以了。

宝宝用的洗浴用品要是婴儿专用的，相对来说对宝宝刺激较小。千万不能随手给他用大人用的产品。

胎脂、乳痂可用植物油去除

宝宝在胎儿期的时候，身上覆盖着一层脂肪，可以帮他有效防止羊水浸润皮肤，对皮肤起到保护作用，在临近出生的时候会逐渐减少，不过出生的时候仍然残留一些，叫作"胎脂"。胎脂在耳后、头皮、眉毛、皮肤褶皱处比如腋下都较厚，其他地方比如躯干处都只是薄薄的一层。这些残留的胎脂可以暂时帮宝宝保暖，并且减轻衣服对皮肤的摩擦，起到一定的保护作用。在宝宝出生的一两天内，这些胎脂会因为衣服摩擦以及洗澡等逐渐消失，皮肤也会吸收一部分。但是那些胎脂较厚，衣服摩擦或者洗澡不容易接触到的地方仍然会有残留，需要帮他擦去。擦的时候不要太用力，不要来回摩擦，最好用干净的植物油涂抹一

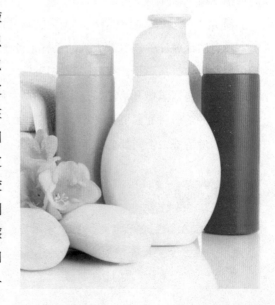

下，然后用手轻轻打圈，将胎脂搓起来，再用软布擦掉即可。

如果宝宝头皮上出现了圆圆的、淡黄色或白色的痂皮，这是长乳痂了，是因为头皮分泌出来的皮脂没有及时清除，时间长了积累形成的。轻的只在头皮上，重的在脸上和脖子上都会有。乳痂形成初期可以用婴儿专用沐浴露洗头，洗过几次后就会干净了。如果乳痂长的时间比较久了，比较厚，比较大，用沐浴露已经洗不干净或没有效果。这时候千万不能用手去抠或者撕扯，避免损伤皮肤。最好的办法也是用植物油。把干净的植物油涂在乳痂上，过几个小时后，乳痂会变软，并且跟皮肤分离，这时候用梳子轻轻梳头，这些乳痂就会脱落了。比较多、比较厚的乳痂可能要经过几次这样的处理才会脱落干净。乳痂脱落干净后，要勤洗脸、勤洗头，清水洗不掉的皮脂要用沐浴露去清洗。

爱心小贴士

囟门附近特别容易长乳痂，小儿囟门特别需要保护，如果是这里长乳痂又有损伤的情况下，一旦感染可诱发脑膜炎，自己没办法处理干净的时候，要请医生来处理。

新生儿口腔、鼻部、眼部清洁

不提倡用纱布擦拭新生的宝宝口腔以保证清洁。新生的宝宝口腔黏膜非常脆弱，大人只要稍微用力不当，就可能擦破，反而增加了感染的可能，容易损害宝宝口腔健康。其实每次宝宝吃完奶以后，给他喂些水，把口腔里残留的奶液冲刷一下，残留的就很少了，不会对宝宝造成什么实质的危害。所以宝宝的口腔不必特意清理，更不能用纱布等来回擦拭。如果宝宝口腔出现了问题，需要经常清理，不要用纱布，可以用消毒棉签。不要来回擦，每个部位擦拭一次就可以了。大人用力一定要轻，并且要握着棉签的尾端，这样宝宝受到的力可以得到缓冲，不会被弄疼。

清理口腔时，如果宝宝不肯张嘴，不要捏他的脸，以免损害颊脂垫，引起流口水。可以用手指轻轻按压他的下巴，迫使他张口。

相较而言，宝宝的鼻腔比口腔更需要清理。新生的宝宝鼻腔狭窄，鼻黏膜柔软、血管丰富，只要稍微有点刺激就会充血、水肿，而且鼻涕也多，很容易鼻塞。鼻塞时宝宝呼吸不畅，会闹脾气、哭闹。不过鼻腔没必要也不应该每天定时清理，更不能一天清理很多次。清理用的物品也会刺激到宝宝，反而让鼻涕分泌越来越多，越来越容易鼻塞。一般是要看到有鼻涕了或者宝宝有些鼻塞了才帮他清理一下。清理可以用棉签，轻轻伸入鼻腔，轻轻旋转棉签，边旋转边往外带，把鼻涕带出来即可。如果鼻涕较干，带不出来，可以用滴管往鼻腔里滴一滴植物油，让鼻涕软化，之后用吸鼻器或者棉签带出就行。如果实在不容易弄出来，就不要再弄了，宝宝哭的时候可以暂时不哄，眼泪流入鼻腔会软化鼻涕，紧接着宝宝会打喷嚏，一个喷嚏就会把鼻涕打出来了。

如果宝宝鼻涕特别多，建议用棉签蘸干净的橄榄油给宝宝鼻腔涂抹一层，可减少鼻腔黏膜受刺激，能有效减少鼻涕。

新生儿出生2~3天就开始分泌眼屎了，而且可能比较多，尤其是早上醒来的时候。当宝宝有眼屎的时候，可以用干净的毛巾一角或者消毒纱布包住手指，蘸一点温水，先擦其中一只眼睛，从内眼角向外、向下运动，将眼屎带离眼角。擦完一只眼睛换一个毛巾角重新蘸温水擦拭另一只眼睛。不要用毛巾同一个部位反复擦拭两只眼睛，如果一只眼睛有感染，还用同一个毛巾角擦拭另一只眼睛，很容易两只眼睛一起感染了。

如果宝宝眼屎特别多，多得眼睛都睁不开了，一定要看医生，这可能是患了结膜炎等疾病，需要用抗生素治疗。

如何给新生儿剪指甲

宝宝指甲长得特别快，每周大概能长0.7厘米，宝宝的手经常在脸上划拉，太长的指甲可能抓伤脸部皮肤，一般每周都需要剪2~3次。

给宝宝剪指甲最好在他睡着后，用专用的婴儿指甲剪，这样的指甲剪前面有护套，不会剪得太深，这样比较安全不会剪到肉。剪指甲的时候要先剪中间部分，确定长度，然后修理两侧。剪完之后要特别修理留下的尖角，最后用指腹摸一下是否光滑，不光滑还要再磨一磨。

注意指甲两侧的角不能修剪得太深，以免新指甲长出来，形成嵌甲，容易发炎、化脓，引发甲沟炎。

要保护好宝宝的眼睛和耳朵

眼睛和耳朵对人类来说是非常重要的，一定要保护好宝宝这两个器官的功能。

新生儿视觉功能还不完善，需要在以后的生活中慢慢锻炼，逐渐增强，要避免无意中做出影响宝宝视觉功能完善的做法。

❶ 宝宝身体两侧光线强弱对比不能太强，如果两侧光线长期严重不对称，宝宝双侧瞳孔调节功能会不协调，容易出现视觉功能障碍。宝宝躺着的时候，强光源应该在他的脚底或者头顶。

❷ 宝宝不能看色彩、图案太繁杂的画面或者变化太快的图像，所以不要长时间给他看电视、电脑以及手机上的内容，容易造成宝宝视觉混乱。

❸ 不要用强光照射宝宝眼睛，包括太阳光、取暖灯光、闪光灯等，都不能直接对着宝宝的眼睛。长期对着强光，宝宝的视网膜会受伤害，严重的会导致失明。

❹ 不要长时间遮挡宝宝的眼睛。宝宝眼睛被长时间遮挡，视神经得不到刺激，视觉功能可能会受到影响，严重的甚至会失明。如果宝宝有眼疾，需要蒙着纱布，每隔2小时要摘开纱布，让宝宝的眼睛接受一些光线刺激，然后再蒙上。

❺ 宝宝眼睛需要光线的刺激也需要黑暗环境的锻炼，夜里睡觉不关灯的宝宝将来近视的概率比睡觉关灯的宝宝会高，因此，不要让宝宝在整夜开着灯的环境里睡觉。

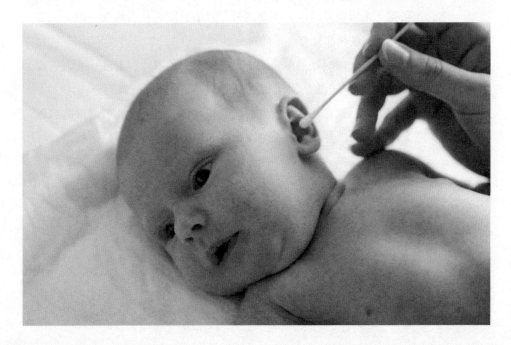

耳朵是接受信息特别重要的器官，也要保护好，避免一些不必要的损害。

❶ 让宝宝远离太过嘈杂的环境。如果平常生活中噪声太大，宝宝的听觉灵敏性会受影响，所以靠近工地、公路等的房间，不要给宝宝住。

❷ 不要让宝宝听到特别大的声音，比如鞭炮声，如果鞭炮在离宝宝太近的地方炸响，宝宝的听力可能会受到很严重的影响，甚至会耳聋。

❸ 避免硬物撞击到宝宝耳朵，也不要用手击打宝宝头侧部位，否则有可能伤害鼓膜，损伤听力。另外也不要给宝宝掏耳朵。

❹ 注意宝宝生病时要尽量避免使用链霉素、庆大霉素、卡那霉素等会损害听神经的药物。

爱心小贴士

平时要注意观察宝宝，多跟宝宝互动，如果发现宝宝没有该有的反应或者反应不灵敏，要及时咨询医生，有些损害尽早发现、尽早干预，对以后正常生活的影响是能降低的。

新生儿衣物如何清洗

宝宝的衣服换下来后要及时洗，不要攒着，放的时间越长，致病菌滋生越多。洗衣服的方式、用的洗涤剂都有有一定的讲究。

首先，洗宝宝的衣服的时候要单独洗，不要和大人的衣服混着洗。大人衣服上的致病菌比宝宝衣服上的多得多，种类也更丰富，宝宝可能因此被感染。

其次，最好用手洗，并且用专用的盆。洗衣机内桶一直处于比较潮湿的状态，是比较容易滋生致病菌的，并且平时都是洗大人衣服的，也容易残留致病菌，再用

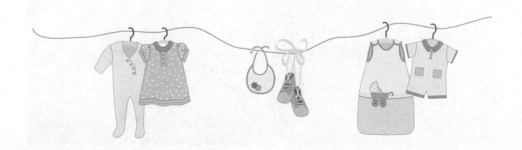

来洗宝宝衣服就不太适合了。如果要用洗衣机洗，最好买个小型的迷你洗衣机，专门洗宝宝衣服，用过之后放在干燥、通风的地方或者有阳光的地方晾干，或者用带有消毒烘干功能的洗衣机烘干。

再其次，用婴儿洗衣液或者肥皂洗宝宝的衣服，不要用普通的洗衣粉，洗完多漂几遍。普通洗衣粉都呈碱性，也比较难漂清，容易残留，刺激宝宝皮肤。婴幼儿专用洗衣液或者肥皂刺激性相对较小，尽量使用这类产品。洗完之后要用清水多漂洗几遍，至少要2遍，要漂到没泡泡，水也不再浑浊为止。多漂可以减少化学物质的残留。

最后，洗完之后衣服要晾晒在有阳光、通风良好的地方。阳光有很好的消毒作用，洗完的衣服最好能放在阳光下晾晒一下，至少2小时。没有阳光能晒到的地方，就要放在通风的地方，不要在卫生间阴干，否则不利于除菌，反而因为环境潮湿，容易滋生致病菌。

洗净晾干的衣服给宝宝穿之前要揉一下，让衣服重新变得柔软一些，否则宝宝穿着不舒服。

爱心小贴士

除菌剂、消毒液要少用，即使是婴儿专用的也要少用。这些物质接触到衣物之后很难再完全漂洗干净，除菌反而造成了新的污染，得不偿失。

剖宫产宝宝的护理

通过剖宫产方式降生的宝宝由于没有经过产道的正常挤压，不但平衡能力和适应能力比自然分娩的宝宝差，还容易患新生儿肺炎等呼吸系统疾病。由于先天触觉防御过度，剖宫产宝宝往往比较爱哭、爱动，睡眠中容易惊醒，胆子一般较小。

◎ 怎样护理

❶ 多摇晃。宝宝出生后前3个月，父母应经常抱着宝宝轻轻摇晃，让他的平衡能力得到最初步的锻炼。注意一定不要用力摇晃，以免使孩子的大脑等受到损伤。

❷ 进行抚触按摩。抚触按摩从宝宝出生就可以进行。操作时，父母可以将宝宝包在干净柔软的大毛巾里，轻轻揉搓宝宝，或让宝宝躺在床上，用柔软的枕头轻

轻挤压宝宝全身。如果有时间，父母还可以在医生指导下对宝宝进行头、颈、背、胸腹、四肢等部位的专业抚触。

❸ 多运动。初生时父母可以多帮宝宝翻身，或利用宝宝固有的反射训练抓握；长大一些后父母可以帮宝宝打滚、爬行；再长大些还可以训练宝宝翻跟头、拍球、跳绳、游泳等。

❹ 刺激皮肤。天气好的时候父母应多抱宝宝到户外活动，使宝宝的皮肤接受风和阳光的刺激。

早产儿的护理

早产儿由于器官、系统发育不成熟，对外界的适应能力很差，容易因为体温调节功能不佳出现体温过低或过高，或由于呼吸能力弱出现间歇性呼吸暂停甚至窒息。由于吮吸和吞咽能力比较弱，容易出现吞咽困难，也很容易溢奶。由于免疫力低下，即使轻微感染也容易引起败血症。

◎ 早产儿的护理要点

❶ 注意保暖。早产儿居室的室温应当保持在24～38摄氏度，湿度应在55%～65%。

❷ 严防感染。早产儿所居的房间应定时通风，并尽量减少和外人的接触。新妈妈照顾宝宝时应洗净双手和乳头，戴好口罩，并尽量不亲吻宝宝。为避免皮肤感染，即使宝宝没有出汗也应天天洗澡。洗澡时应注意保持脐部干燥，以免引起感染。此外，父母还应多检查宝宝的皮肤，如果发现脓疮、发红、流水等现象，要尽早带宝宝到医院诊治。

❸ 细心喂养。早产儿一般要留院观察，由于脱离母亲的时间较长，出院后基本采取配方奶喂养或混合喂养。这就需要父母注意配方奶的冲调和喂哺。配方奶的温度要适中，切忌太稠或太稀；喂奶速度要慢，以免宝宝吃得太急而导致呛奶。

❹ 定期复查。与足月儿比起来，早产儿的视网膜发育一般欠佳。宝宝回家后，父母应重视宝宝的视网膜检测，遵医嘱定期复查至宝宝6个月大。

新生儿早教

运动、感知觉、语言、情绪和情感发展情况

新生儿尽管活动能力很弱，但还是有一点的，而各种感知觉能力却不像我们想象得那么弱，当然也没那么强，都有一定的特点。

◎ 运动

新生的宝宝身体各部位的肌肉力量都非常弱，如果托着躯干让他面朝下，四肢和头部都会自然向下垂，竖直抱起来头也不能直立起来，会从前后左右任何一个方向倒去，俯卧时头几乎不能抬离床面，所以他几乎没有什么自主动作，放在哪儿就在哪儿，自己移动不了。现在宝宝能做的最好的动作就是四肢一起挥舞，伸腿、抬胳膊都没有问题，也能把五指张开再握成拳头，把塞到手里的细长形物品握住，不过这都是无意识的，是原始的反射动作。

◎ 感知觉

新生儿的感知觉除了视觉略差以外，其他方面都比较强，甚至出生时嗅觉发育已成熟。

视力方面，刚出生2~3天的宝宝只能看到正前方15~20厘米的、45度以内的物体，能给予短时间的注视，超出这个范围就不会关注了。到满月的时候就能看到30厘米以上距离的物体了，范围也扩大到90度了。

新生儿的听力是比较灵敏的，对新妈妈的声音尤其能准确分辨出来，而且能基本确定声音的方向。

新生儿嗅觉非常强，能通过气味识别出妈妈。他总是把头转向新妈妈所在的方向，并不是因为看到妈妈了，多数是闻到妈妈了，这是成人很难做到的。

新生儿的味觉也比较灵敏，新生儿对不同味道可产生不同的面部表情。

新生儿的触觉也是很敏锐的，很喜欢别人的拥抱和触摸，当别人抚摸他的时候会露出很舒服、很享受的表情。

◎ 语言

新生儿不会说话，除了哭，就只能发出一些细小的喉音。所以，哭可以看作是他的语言，他会用哭声表达他所有的需求，需求不同，哭声也不同。新妈妈听到宝宝哭不要厌烦，而应该认真分辨他不同的哭声，以此确定他的需求并及时满足他。另外宝宝能分辨出大人说话时的态度，如果恶声恶气地对他，宝宝会有受委屈的表现。

不过，新生儿时期的宝宝对语言有模仿能力，当有人非常慢地在他的视线范围内对着他说话，他会注意力很集中地盯着看，还会不自觉地跟着蠕动嘴唇，就像要说话一样。

◎ 情绪、情感

新生儿也有情绪，有厌恶和愉快等情感，高兴时会微笑，不高兴会皱眉。另外，离开温暖的子宫，来到一个完全陌生的环境，宝宝会有严重的不安全感，对外界比较恐惧，反过来对新妈妈会特别依赖。

人际关系：新生儿与新妈妈的亲子关系是宝宝进入人生以后的第一份人际关系，他非常喜欢新妈妈，喜欢新妈妈抱和抚摸，很强烈地依赖新妈妈。新妈妈此时要给他力所能及的一切照顾，让他的需求得到及时的满足。如果婴幼儿时期宝宝对新妈妈有足够的信任感，时刻处在愉快的情绪中，对宝宝将来建立起健全的人际关系是很有好处的。

爱心小贴士

新生儿的所有能力都处于待开发的状态，如果开发得当，能为宝宝将来拥有好性格、过上幸福的生活奠定基础，即使将来各项能力不能胜人一筹，也多半不会比别人差。

新生儿原始反射与神经发育有关

新生儿有些原始的反射动作，这些原始的反射动作能在一定程度上反映宝宝的肌肉和神经发育情况。所有这些反射动作都有规律，出现时间的早晚、长短，反应的大小都是比较有规律的，如果有不符的情形，要警惕宝宝中枢神经系统发育是否异常，及时看医生，做检查。

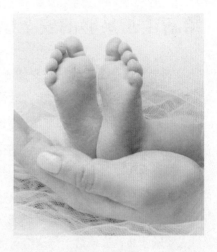

原始反射除了吮吸和吞咽这样会一直持续下去变成真正的能力外，剩下的大多数是会在较短时间内消失的，包括以下几种。

觅食反射：用手触碰宝宝的脸颊、嘴角、嘴唇，他会把脸转向手指的方向并张嘴做出要含乳的动作，是在寻觅食物也就是寻找乳房、奶嘴。觅食反射在宝宝6个月大时会消失。

握持反射：用物品碰触新生儿的手掌，他会立即张开五指去抓握物品，如果是细长的、比较容易抓握的物品就会抓在手里几秒钟。这种反射在5～6个月消失。如果没有握持反射或者仅在一边手上有，可能有神经病变。

脚底反射：用手或者物品去触碰宝宝的脚掌，他立刻会把脚趾头向下弯，并且脚掌紧缩。这种反射在10个月后才会消失。

拥抱反射：新生儿突然受到较大刺激时，会将两手臂伸开再弯曲，将自己抱住，同时手掌也会张开再握成拳头，身体和后背绷紧再放松。这种反射在宝宝2～3个月时会消失。如果消失过早或者只有身体一边有反射存在，要警惕神经病变。

踏步反射：双手扶着新生儿的腋下，他会自然地向前踏步行走。踏步反射在宝宝8个月后消失，之后，宝宝开始学习真正的走路。

牵引反射：新生的宝宝平躺着的时候，握住他的双手向上拉，他会手脚、头颈同时用力，头部向上抬起，稍微一拉就能坐起来了。牵引反射在宝宝3个月时会消失。

紧张性颈反射：当宝宝平躺着的时候，将他的头转向一侧，远离头的一侧手脚会随着头的转向弯曲，而头部转向的一侧则会伸直。这种反射反映的是宝宝颈部肌肉的张力情况，在宝宝8个月后消失。

爱心小贴士

　　原始反射不是每次检查都能出现的，若每次操作都会引发明显的反射，也有可能有神经病变，这可能会影响宝宝将来的手眼协调能力。

给新生儿足够的安全感

安全感是一个人无论在身体还是心理方面都不感到危险与伤害、孤独或者无助的感觉。安全感充足的宝宝，对他人、对世界的信任感容易建立起来，将来与他人、与社会的相处会更加融洽，同时也更自尊和自信。另外，在安全感的支撑之下，也更有勇气去自由探索，将来创新精神比较足。安全感不足的宝宝则可能做什么事都畏畏缩缩，不相信他人也不相信自己，严重时可能会对他人产生攻击行为。所以安全感对一个人健全性格的形成、健全人际关系的建立都有重要意义。

宝宝离开温暖的子宫，来到完全陌生的世界，非常缺乏安全感，新妈妈作为他最主要的依靠，应该给予他这份安全感。

第一，要满足宝宝一切需求。让宝宝获得安全感的一个特别重要的渠道是及时满足他的需求。此时的宝宝不能自我满足任何需求，都要靠新妈妈。他的要求能随时随地得到满足，饿了能吃到奶，困了能睡觉，冷了热了都有人帮忙加、减衣服，委屈了能得到安慰，痒了有人给抓痒，等等，安全感就基本建立起来了。

宝宝的需求能及时满足，有赖于新妈妈的细心观察。如果新妈妈粗心，不善于观察宝宝，不能从宝宝的表现中发现他潜在的需求，恐怕只能是空有一腔照顾他的热情，对宝宝的需求是无能为力的了。所以从宝宝出生起，新妈妈就要有研究宝宝的意识，包括了解每一声啼哭的含义，这样用不了多久，就基本能及时、准确地满足宝宝的各种需求了。

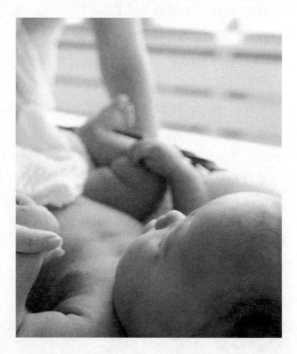

第二，要给宝宝足够的尊重。安全感不只从身体满足获得，也从心理满足获得。宝宝虽小，但我们知道他其实感知觉能力已经比较发达，而且有一定的情感感知能力，也有厌恶和愉快等情绪，不是吃饱穿暖就万事大吉的。所以，还要多给宝宝一些关注，让他在需要陪伴、需要安慰的时候能得到陪伴和安慰。

需要注意，亲子关系中，宝宝始终处于弱势，所以需要新妈妈主动给他尊重，尽量让亲子关系对等起来。新妈妈要把他当成一个平等的家庭成员对待，这样就能比较尊重宝宝。现在这种尊重主要体现在不要随便对宝宝发脾气，即使是因为照顾宝宝比较累、比较烦，也不能把怨气撒在宝宝身上。

爱心小贴士

家庭氛围对宝宝的影响也很大，即使家人给宝宝再多的照顾，如果家庭关系不和谐、不温暖，宝宝的安全感可能也很难建立起来，所以家人还要和睦相处，不要争吵或互相埋怨，更不要把对他人的怨气撒在宝宝身上。

多交流感情有助于提升安全感

在日常的生活中，新妈妈完全可以把宝宝当作一个大宝宝来跟他做各种交流，比如眼神、语言、摸摸、抱抱等。任何一种交流都有价值和意义，宝宝能从这种交流中感受到家人对自己的重视，有利于提升他的安全感。而且宝宝会从交流过程中潜移默化地学习很多知识，将来比家人与之少交流的宝宝能力发展快，懂事早。

平时多用温柔的眼神看宝宝，宝宝只要能看到新妈妈就会一直盯着新妈妈的脸看，所以新妈妈只要看他，他就能感受到。给宝宝换尿布、喂奶、洗澡的时候更是眼神交流的好时机，边做边跟他眼睛对视，宝宝会表现得平静、愉快，吃奶也会多吃一点。

尽管宝宝听不懂，也要多跟他说话，该说什么说什么，换纸尿裤的时候问他湿了是不是不舒服，让他忍耐一下，告诉他马上就换；换好后再跟他说换好了，问问他舒服了吗，夸奖他很配合；等等。不用管他是否听懂，只管说就是了。说的时候也要对着宝宝的脸，让宝宝的眼可以看到新妈妈的眼睛、表情和嘴唇。宝宝会从中获得一些信息，慢慢理解新妈妈说话的内容。

另外，时不时地摸摸宝宝的手、脸或者抱抱他、挠挠他的肚皮，抚触也要规律地做，这样宝宝会时不时地获得愉快和满足的体验。这些愉快和满足的体验会让他的安全感迅速提升。

经常被大人用各种方式关注的宝宝通常比较安静，比经常被忽略、被漠视或者恶言相向的宝宝要好带得多，而且越来越好带。

有时候宝宝哭闹不安，大人可能也会比较烦躁，但是不要发脾气，这时坚定、温柔的眼神，轻柔的言语，以及不紧不慢的抚摸能起到很好的安抚作用。

多抱抱对宝宝的情感发育有益

宝宝长时间同一个姿势躺在床上，可能腻也可能累，抱抱可以让他改变一下姿势，同时宝宝可以跟着大人的移动看看其他的物品和颜色等，这对他的感官都是良好的刺激。另外，抱抱能让宝宝得到他渴望的温柔的身体接触，可以提升他的安全感。抱抱对宝宝是很有益处的。

有观点认为总是抱宝宝会把他惯坏，使得他总要人抱，不抱就哭。其实不抱就哭反向说明了宝宝很没有安全感，非常需要大人多关注一下，这个时候更不应该强行放下。另外也有理论认为宝宝哭的时候最好不抱，等他不哭了才去抱，可以让宝宝明白抱抱的条件，就是不能哭。这个理论听起来似乎很有道理，但是对宝宝来说很不公平。

首先我们要有这样的认知，就是宝宝有提出要求的权利，他有权利要求抱抱，因为他自己没法移动，只能通过哭来要求大人帮他。既然宝宝有权利要求抱抱，大人就应该抱抱。如果大人长时间对宝宝的要求不理不睬，时间久了宝宝就会变得没有欲望，不会再提要求了，这对他的感情是种伤害，对培养积极的个性也没有好处。

当然抱是要适度的，不能长时间地抱着，如果在开始的一段时间内总是长时间抱着，宝宝会认为抱着才是正常的，睡到床上是不正常的，就不喜欢回床上了。比较好的做法是抱的次数多一些，每次抱的时间短一些，每次宝宝醒来之后抱3～5分钟，过后放到床上就很可行。另外，宝宝在床上的时候不要对他不理不睬，也要多逗逗，让宝宝感觉到在床上躺着也很好，新妈妈也会跟自己玩，这样就不会那么不喜欢床了。不喜欢躺在床上的宝宝，多抱抱也没关系，可以让他慢慢喜欢上躺在床上的时光，抱一会儿放到床上一会儿，放在床上后的互动、游戏多一些，他会慢慢喜欢上在床上的时间。其实习惯了在床上躺着的宝宝虽然也喜欢被抱着，但是不会喜欢被长时间抱着的，因为抱的时间太长会让他们感觉累。

爱心小贴士

如果抱在怀里的宝宝突然哭起来了，并且打挺，就放他回床上去，这很可能他是想要回床上躺着了，放到床上后他就会重新高兴起来。

安抚奶嘴有没有必要

吮吸会给宝宝带来安全感和满足感，安抚奶嘴能很好地满足他的这种需求，让哭闹不安、难以入睡的宝宝安静下来，悄悄入睡。另外安抚奶嘴也能促进宝宝舌头与嘴唇的触觉能力发育。这是它的好处。不过安抚奶嘴也有弊端，宝宝总是含着奶嘴不停地吮吸，空气不断从两边嘴角进入口腔，再进入胃里，会引起腹胀或者溢奶。另外，用了安抚奶嘴后，宝宝比较安静。俗话说会哭的宝宝有奶吃，宝宝安静了，新妈妈关注他的时间就会减少，而且新妈妈习惯了安抚奶嘴的省事、便利，只要宝宝一哭就可能给他塞上奶嘴，从而不去主动发现宝宝的需求，这样会让宝宝的需求受到忽视，对宝宝成长是不利的。由此可见，安抚奶嘴可以用，有一定的好处，但不能用得太频繁，建议只有在宝宝真的无法安抚的时候才用。另外用安抚奶嘴还要注意以下几点。

◎ 不要太早用

宝宝刚出生的头几天，正在学习吮吸乳头的技巧，不要给他安抚奶嘴，会干扰到他的学习过程。最早要在出生3周才能用。

◎ 安抚奶嘴要保持卫生

安抚奶嘴每次用过之后都要清洗，并且每天用消毒器消毒一次。

◎ **安抚奶嘴要完整**

给宝宝经常用的奶嘴每次用的时候都要拿起来检查一下，不能有破损，有破损要马上换掉，以免小胶块掉到宝宝喉咙，堵住气管。

◎ **安抚奶嘴要到真正需要的时候才用**

宝宝哭了，先要检查是否饿了、尿了或者热了、冷了，排除不适后，摸摸他、拍拍他，只要宝宝安静下来了就不需要用安抚奶嘴了。如果什么方法都无法让他安静或者新妈妈实在没空哄他时，才考虑使用安抚奶嘴。

◎ **含奶嘴一次时间不要太长**

给宝宝用奶嘴后，只要他安静下来了，就可以尝试取下来，如果是用来哄睡觉，宝宝睡着了就轻轻拿下来，避免吸入太多空气。

除了使用要注意一些细节，购买安抚奶嘴也有几点需要注意。材质方面，尽量选择硅胶制成的产品，虽然不如乳胶产品柔软，但是没有异味，也不太容易碎裂，比较安全。款式方面，要选择面板是凹陷设计的，更贴合宝宝的面颊和嘴唇，可以被宝宝不费力气地含住。还要一体成型的，如果是多个部位组合在一起的，一些小配件可能会脱落，危害宝宝安全。此外，安抚奶嘴一定要有气孔，气孔可以帮助排湿，使嘴巴周围的皮肤能更好地通风、透气，预防因为使用安抚奶嘴出现湿疹。

不过也有些宝宝压根不喜欢安抚奶嘴，塞进去就吐出来，换过多少个也不接受，那就不要勉强了。

爱心小贴士

有些新妈妈为了预防用时找不着，用绳子把安抚奶嘴系着套在宝宝脖子上，这个方法很不安全，可能会缠住宝宝的脖子、胳膊，引起危险。

新生儿抚触好处多

新生儿抚触指的是通过触摸新生儿的皮肤和身体，刺激他的中枢神经系统，并促进其身心健康发育的一种新式育儿方式。这种育儿方式对宝宝有很多潜在的好处，能提高宝宝的睡眠质量，促进肠胃蠕动，提升消化能力，还能帮助调节情绪，同时对建立亲密的亲子关系很有好处，新妈妈可学着给宝宝经常做一做。消化不好的宝宝可在喂奶前做，睡觉不踏实的选择睡前做，都有比较明显的效果。

做抚触前，了解一下做抚触的注意事项，在做抚触的时候要注意到以下几点。

◎ 做好准备工作

第一点是调节好室温。做抚触时宝宝全身都裸着，效果比较好，如果室温较低，容易感冒。比较适合的温度是24~26摄氏度。如果这个温度达不到，要把暂时抚触不到的部位先用毛巾盖住，抚触完一部分再做另一部分。第二点，要把衣服和纸尿裤都准备好，放在手边。抚触完后要尽快给宝宝穿上衣服。第三点，放点音乐，音乐有安抚的作用，边做抚触边听着音乐，宝宝对事物的认知会更深刻。第四点，最好把宝宝放在有阳光的地方，他会感觉更舒服些。

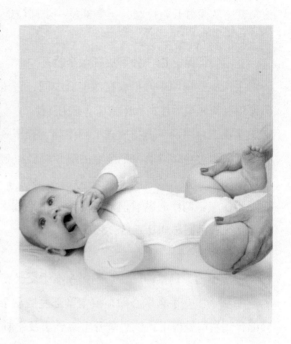

◎ 抚触的力道要掌握好

力道是否合适可以从宝宝皮肤的反应看，如果做完一遍后，皮肤就红了，说明力道有些大了，如果三遍做完，皮肤都没有变色，那力道就有点小。另外，新妈妈的手上一定要涂些润肤液，能减少对宝宝皮肤的摩擦，避免宝宝产生不舒服的感觉。

◎ 过程中要注意宝宝的反应

一般情况下，抚触的时候宝宝情绪都比较好，有时候还会微笑。如果情绪烦躁，哭闹不安，要尽快停止。这说明宝宝不舒服，需要先安抚他。

◎ 抚触的时间要把握好

抚触一般放在洗完澡后进行，正好方便。饱腹或者饥饿的时候不能做抚触。饱腹做抚触容易溢奶，饥饿时做抚触，消耗太大。每次抚触时间不要太长，10~15分钟就要结束。时间太长宝宝会累。

◎ 抚触时别忘了和宝宝语言交流

做抚触的时候，要边做边说，跟宝宝用语言交流，这对宝宝会起到很好的安抚作用，可让抚触更顺利。

开始做抚触前，把宝宝的衣服脱掉，让他先仰卧在床上，新妈妈手上倒上润肤液匀开，从面颊开始抚触，一个部位一个部位地抚触，直到全身。

抚触全脸

让宝宝仰卧，用三种手法抚触全脸。

手法一：将两手拇指放在他前额中间，轻压一下，然后指腹紧贴皮肤沿着眉骨向鬓角滑动，最后停在太阳穴上，轻压1秒。

手法二：将两手拇指放在下颌中间，轻压一下，然后指腹紧贴皮肤顺着下嘴唇的弧度向两边脸颊滑动，把宝宝的嘴角轻轻拉起成微笑的样子。手指停在腮部，轻压1秒。

手法三：两掌心贴着前额发际线，手平放，顺着宝宝头骨向头顶滑动，滑动到后发际线后再回转到耳垂后，轻压1秒。

胸部抚触

宝宝不动，仍然仰卧，新妈妈左右手交叉在宝宝胸部滑动。

手法一：左手掌掌心贴在宝宝胸部左侧靠下的位置向上、向右滑动，斜着划过胸部，到右肩处停下，注意避开宝宝乳头及心脏位置。

手法二：右手掌从相反方向划过胸部，到达左肩处停下。两只手的动作结合起来看像在胸部画"×"一样。

腹部抚触

宝宝仰卧，一只手顺着肠胃蠕动的方向抚触腹部。

将一只手掌心贴着宝宝腹部右下侧竖直向上滑，滑到上腹部，再水平向左滑动到腹部左上侧，再下滑至腹部左下侧，整体看起来就像在宝宝腹部画倒的"U"字形。一定要从右向左抚触，这样与肠胃蠕动方向一致才能促进消化。平时可以在腹部打圈做按摩。

四肢抚触

宝宝仰卧，手握成环抚触手臂和腿。

手法一：左手抓着宝宝右手腕，右手呈环状握住宝宝右手臂，从肩部环压到手腕，遇到关节和肌肉群就略作搓揉。环压到手腕以后，再从手腕滚搓到肩部。换手抚触宝宝的左手臂。

手法二：左手抓着宝宝右脚腕，右手呈环状握住右腿，用和按摩手臂同样的方法抚触腿部。抚触完左腿，换右腿。

手脚抚触

宝宝仰卧，用大拇指抚触宝宝手掌、脚掌、手指、脚趾。

手法一：拇指指腹贴着宝宝掌心，轻按一下，再从掌心分别滑动到大拇指，轻轻打圈按揉各个指腹，回到掌心再滑动到其他手指打圈按摩各个指腹。

手法二：拇指指腹紧贴宝宝脚跟，缓缓向脚趾方向滑动，滑动到大脚趾，打圈按摩趾腹，再回到脚跟，依次滑动到其他脚趾，按摩趾腹。

背部抚触

宝宝俯卧，用双手大拇指抚触后背。

手法一：掌心向下，两大拇指相对，放在宝宝脊柱处，由脊柱向两侧滑动，边做边向下移动，直到臀部上方。

手法二：其他手指握拳，两大拇指相对，放在尾骨两侧，轻轻按压一下，然后边按压边沿着脊柱向上，直到颈椎处。

方法三：用双手在臀部画圈。

以上所有抚触，每个手法可以操作2~3遍。第一遍的时候力道要轻柔一点，第二遍稍稍加力，第三遍力度最大。这样逐渐加压，宝宝比较容易适应。

爱心小贴士

　　其实抚触可以随时随地进行，随便给宝宝某个身体部位适当力度的揉、捏、按、压，都可以起到保健以及促进触觉发育的作用。

新生儿游泳要注意安全

新生儿游泳是一种比较受追捧的、比较新式的锻炼宝宝的方式，但其安全性受到很多人的质疑。如果要让宝宝游泳，要考虑到安全因素。

现在主流的新生儿游泳方式都是给宝宝脖子上套个游泳圈，这点是最受质疑的，给宝宝带来较多的安全隐患。

首先，宝宝颈部肌肉力量弱，套着脖圈游泳时，整个身体的重量都负担在脖子上，尽管在水里时可能会轻一点，但对颈椎仍然可能造成伤害。

其次，脖圈如果太紧，可能会压迫到宝宝气管。更危险的是也可能会压迫到颈动脉窦，导致心率减慢、血压下降，严重者可致休克。

另外，脖圈是塑料的，宝宝可能会对其过敏，脖圈对脖子摩擦较严重时也有可能发生皮炎。

因此，如果要让宝宝游泳，最好放弃脖圈，改用坐式游泳圈或者大人抱着、托着宝宝在水里活动。如果宝宝自己在水里，水要浅，让宝宝躺着或者趴在里面，头部垫高露出水面即可。另外水温和室温要适合，水温要在38~40摄氏度，室温要在28~30摄氏度。游泳的时间不要太长，刚出生的宝宝每次5~10分钟足够了，以后可以延长至20分钟。第一次游泳的时候一定要有专业的人员在场，一旦发生溺水等危险能及时发现并抢救。

哪些玩具适合新生儿

给宝宝准备玩具不需要太多，尤其是新生儿，更不需要，只要买几样能促进他感知觉发展的就可以了，能促进视力和听力发育的玩具是主要的。

首先手摇铃是必备的。出生3~7天的新生儿听觉灵敏，对声音的反应非常灵敏，手摇铃可以锻炼他听声辨位的本领。手摇铃也可以自己制作，找只小纸盒，里面放入十几颗黄豆，轻轻摇动就能发出哗啦哗啦的声音，声音还不会很大，不会吓到宝宝，很适合。

然后要准备一些卡片，包括红色卡片，还有黑白对比图、肖像图。刚出生的宝宝可能还不能分辨出红颜色，给他看红色卡片，观察他会不会比较长时间地注视。另外宝宝对黑白对比鲜明的图形也感兴趣，可以给他准备棋盘格一样的黑白格子卡片、靶心图、黑白环形图片或者在白纸上写上粗粗黑黑的大字，只要对比强烈就行。至于肖像图，可以准备新妈妈的一张照片，宝宝会很感兴趣。

新生儿视力开发

视觉能力跟宝宝将来的观察能力、审美能力以及空间感都有比较大的关系，持续训练是有益的。不过，新生儿视觉能力比较弱，做开发视觉能力的锻炼时，一定要在他能看到的范围内进行。以下几个训练都是适合的。

追视、凝视能力训练：宝宝喜欢红色，找些红色的物品，如红色卡片、红色的气球等，另外可以用红布蒙着手电筒，打开后发出红光，又红又亮的颜色宝宝最喜欢。将这些红色的物品在宝宝的视线范围内上下、左右、前后移动，引导他追视。移动的过程中做一些停顿，锻炼凝视的能力。

训练的过程中，要注意观察宝宝的眼睛。如果物品移动的时候，宝宝根本不看，说明他看不到，要再往近处移动一下，看到了就可以开始训练了。游戏的过程中一旦发现宝宝不看了，就要往近处移动。另外，宝宝追视的能力不高，凝视的时间也不长，所以物品移动的速度要慢一些，停顿的时间则可短一些，更能调动宝宝的积极性。

另外，也可以让一件物品在宝宝的视线内出现又消失，比如拿红色气球给宝宝看，然后慢慢拿开，直到他看不见，然后再慢慢移回原位，让他看到。

做这样的训练的时候，还可以搭配语言，可以是介绍、说明性的语言，比如告诉宝宝颜色、物品名称；也可以发挥想象，把过程描述得更生动些，比如把气球叫作"小蜜蜂"，拿走时说小蜜蜂飞走了，拿回来时说小蜜蜂飞回来了。这样可以让训练更具趣味性，宝宝的注意力更容易集中。

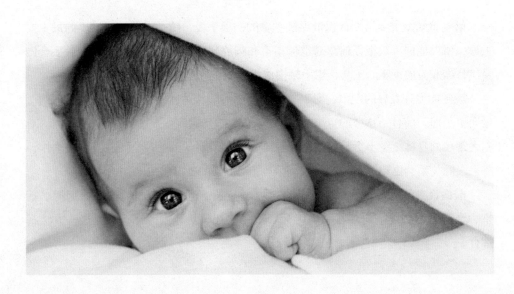

色彩和图形观察训练：把一张红色卡片和一张绿色卡片同时放到宝宝眼前，宝宝一般会更长时间地注视着红色卡片，绿色卡片要么看一眼就不看了，要么压根就不去看。

另外也可以用红色卡片搭配其他颜色的一两张卡片，比如绿色卡片、黄色卡片，把卡片一张一张展现在宝宝眼前，看他的眼神变化，一般换到红色卡片的时候，宝宝会一下子聚精会神地去看，说明他认识这个颜色。把卡片换成其他颜色，宝宝的情绪很快就会低落下去，不再注意了。

黑白对比图片或肖像图片准备好，举起一张放到他的眼前，他会认真看大概二三十秒，不再看了，就换成另外一张，宝宝又能注视一会儿。

训练宝宝视觉的时候，一次持续时间不能太长，2~3分钟就可以了。现在他的肌肉的神经调节功能还不是很好，太长时间容易累。

爱心小贴士

平时宝宝用的衣服、被褥以及新妈妈的衣服、家里的装饰色彩尽量用靓丽的颜色，如红、黄、蓝、绿，科学证明亮丽的颜色有益智作用。不过尽量采用大色块或纯色，图案要简单，不要太过纷繁斑斓的。

新生儿触觉开发

触觉感知是宝宝早期认识世界最主要的一项手段，嘴是最初认识世界的最主要工具，所以他们喜欢把任何东西也包括手和脚放到嘴里吮吸、啃咬等，之后手会慢慢代替嘴成为最重要的工具，用手触摸成为认识世界最主要的手段。

触觉能力开发好的宝宝，对事物的感受更灵敏，对世界的认识更早、更深刻，也会更全面。而且，这样的宝宝灵敏但不敏感，习惯和喜欢"触碰"这种动作，对别人跟他的身体接触不会特别敏感，也不排斥别人对他的抚摸、触碰等亲昵动作，将来人际关系会更和谐一些。

前面说过的抚触就能很好地促进宝宝全身触觉能力发展，时不时的拥抱、抚摸、亲吻更不必说，此外新妈妈还可以做一些专门的开发训练，下面这些方法都适合。

❶ 触摸不同质地的物品。找一些不同质地的物品，比如塑胶玩具、玻璃杯子、丝绸手帕等手感明显不同的物品，放在宝宝身边，把着他的手去摸这些物品，同时告诉他物品名称以及质地和手感。

❷ 感受不同的力度。抚摸、触碰、拥抱或者亲吻的时候力度多变换一下，有是轻，有时重，让宝宝感知不同的力道。

❸ 体验触觉带来的愉悦。给宝宝挠痒痒，边挠边冲他笑，或者点他不同的身体部位，边点边逗他笑，这种愉快体验会让宝宝很喜欢这种触碰。

大约在新生儿后期，有些宝宝就会把拳头放到嘴里去吃了，不要去阻止，也不要给他戴手套，这是触觉能力发展的重要过程，这个过程中宝宝嘴和手的触觉神经都能得到刺激、发育。平时只要注意把宝宝的手洗干净就行了。以后宝宝长大些还会抓到什么啃什么，也是必要的成长经历，不宜去阻止，只是尽量给他提供干净、卫生的物品。

爱心小贴士

不要让宝宝去触碰手感太极端的东西如很烫、很冷或者手感特别不舒服的物品，这些都会伤害宝宝的触觉神经，使触觉灵敏性下降。

新生儿运动能力开发

运动能力强的人身体协调性强，而肢体动作可刺激大脑发育，所以运动能力好的人反应快。运动能力也可以从小训练，月子期内可以带宝宝做的有训练手指肌肉和关节的抓握训练等。

新生儿有原始的握持反射，利用这种握持反射让他抓握物品可以锻炼他手指肌肉和关节力量。可以用一支笔或者自己的手指触碰宝宝的手，引导他张开手掌，趁机把笔或者手指放入宝宝手中，待他握紧后，就使劲向外抽出，抽出后再给他握住，从两个方向抽出，反复训练。

另外还可以握着宝宝的手，把手指一根一根地打开，轻轻按摩各个指腹，然后再一根一根合上，反复进行，锻炼他的手指关节灵活性。

亲子关系的建立从新生儿期开始

宝宝最初的情感依恋对象就是妈妈，妈妈对他的照顾和爱护让他建立起最初的信任感和安全感。亲子关系是宝宝的第一份人际关系，这份关系的健康、亲密有利于宝宝身心成长，有利于他社会情感的发育，使他能对别人充满爱心和信任，与别人、与社会和谐相处。如果亲子关系不良，宝宝长大后更容易情感冷漠、性格孤僻。

新生儿时期是亲子关系建立的关键时期，从宝宝出生就注意建立这种依恋，建议尽量做到以下几点。

◎ 尽可能母乳喂养

母乳喂养是建立亲子依恋最直接的渠道，宝宝躺在妈妈的怀里吃奶，身心都能得到最大满足，在获得饱腹满足的同时，妈妈的体温、味道都会让他感觉安心、安全，这是吃配方奶的宝宝比较欠缺的体验。

◎ 尽可能新妈妈自己带宝宝

新妈妈尽量自己带宝宝，即使有别人帮忙，自己也要多参与，不要完全交给别人，虽然宝宝也能跟带他的人建立依恋关系，但是妈妈能给的安心和依恋感是任何人都无法替代的。此外注意不要频繁地更换带宝宝的人。

◎ 尽可能不要忽略宝宝的需求

宝宝如果长时间或大多数时候的需求，新妈妈都不能满足，宝宝对新妈妈的信任是没办法建立起来的，亲子依恋关系就不会亲密和牢固。即使暂时不能满足他的需求，也要给予口头安慰，让他明白新妈妈是在意他的需求的，并没有忽略他，这也能让他觉得安心。

◎ 尽可能多地让新爸爸参与育儿

父子关系也是亲子关系中不可或缺的，父子关系不良的宝宝在性格方面、为人处世方面都有不同程度的缺陷。但是新爸爸可能没有新妈妈那么容易跟宝宝建立感情，这是很多父子关系不良的主要原因。不过感情是在付出中产生的，所以要让新爸爸尽可能多地参与照顾宝宝，如果不在生活上照顾，就多逗宝宝、训练宝宝，宝宝会在不断地与新爸爸接触的过程中越来越爱新爸爸，愿意与新爸爸相处，新爸爸与宝宝的亲密关系就容易建立起来了。

给剖宫产宝宝一些特别训练

剖宫产的宝宝少了分娩时的一些身体体验，有可能欠缺一些能力，比较多见的是感觉统合能力较差。

感觉统合能力指的是各感觉器官将接收到的信息传给大脑，大脑将这些信息整合后再对身体各部分做出指令的能力。感觉统合能力如果欠佳，要么是感觉器官传送的信息不全，要么是大脑给出的指令不准确，会使宝宝表现出身体协调能力差的特点。感觉统合能力差，表现为视力、听力和触觉等都差，也有可能只是某一方面差。

不过，感觉统合能力差表现出来的时间比较晚，一般要等宝宝上学以后才能发现，那时候再去纠正就有些晚了，应该及早预防，从宝宝出生就注意给他一些相应的训练是比较好的。

现阶段增强感觉统合能力的主要锻炼方法是轻轻摇晃宝宝，这样可以发展他的前庭感觉。抱着宝宝轻摇或者放在摇篮里摇都是可以的。不过摇晃的时候动作一定要轻，边摇边注意宝宝的反应，如果情绪平稳，一直睁着眼睛看着新妈妈的脸就没问题，如果摇晃时闭上眼，停止摇晃又睁开眼就说明幅度有些大了。还有摇晃的时间不能太久，每次摇几下就可以，太久宝宝会头晕。

另外，剖宫产的宝宝适应能力也可能比较弱，表现是更容易出现保护性过度反应，爱哭、容易受惊和睡眠不稳都是这类宝宝的特点。这可能是因为触觉神经还比较敏感。

锻炼宝宝的适应性就是要给他的触觉神经恰当的刺激，比较实用的方法有两个，一个方法是用粗毛巾擦身，可以每天擦两三次。这样他的皮肤能接受比较多的、大面积的刺激，对这种刺激习惯并接受了之后，保护性过度反应会少些。另外一个方法是适当给宝宝皮肤一些压力，比如抱他的时候时不时加点劲儿，用力搂紧他，过一会再松开，松开再抱紧，抱紧再松开，或者在他的四肢、胸腹等处挤压或者按压，都可以刺激他触觉神经的发育。

爱心小贴士

对于剖宫产的宝宝，要更认真地给他做抚触、被动操等，认真坚持下去，他的身体能力是可以发展得很平衡的，可减少感觉统合能力失调的可能性。

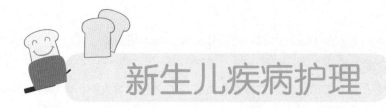

新生儿黄疸

　　新生儿早期宝宝胆红素水平高而胆红素代谢能力却又不足，容易发生黄疸，表现为宝宝肤色发黄，比较轻微的仅出现在脸部和颈部，严重时躯干、四肢和眼睛巩膜都会发黄，甚至呕吐物和汗液也是黄色的。

　　黄疸有的是生理性的，宝宝出生2~3天出现，7~14天逐渐消退，不需要任何治疗。有的是母乳性黄疸，吃母乳黄疸就出现或者严重，停母乳黄疸就减轻或者消退，这种情况应由医生判断是否要暂停母乳喂养。如果黄疸出现的时间过早或过晚，且长时间不消退，就要警惕病理性黄疸。

　　病理性黄疸可能是由比较严重的新生儿疾病引起的，比如新生儿败血症、新生儿溶血症、新生儿胆道闭锁等。如果黄疸出现在出生24小时内或出生5天以后，或者持续时间很长，2~3周都不消退，或者程度也较严重，颜色很深，全身都有，伴随体温不正常、嗜睡、吮吸困难或食欲不振、腹胀、腹泻等症状，以及尖叫、呻吟、斜视、四肢强直等表现，都要重视，尽快去医院检查找到病因并治疗，如果干预太晚，可能会危及宝宝性命。

新生儿肠绞痛

　　新生儿肠绞痛不能算是病，只是宝宝发育过程中一种较为常见的综合征，有大概20%的宝宝会发生肠绞痛，通常从出生2~4周开始。宝宝会因为肠绞痛哭闹，都是阵发性哭闹。宝宝每天哭闹至少3小时，每周哭闹至少3天，发作超过3周，就可以界定为"肠绞痛"。肠绞痛的宝宝排气也多，并且每次排气都可能带有少量大便，宝宝睡眠也可能不太好，会睡着睡着哭起来。

新生儿肠绞痛发生的原因主要是消化道神经控制功能还不够健全，这导致肠道的某些节段蠕动较快，某些则比较慢，这样在各个节段衔接的地方就出现了类似扭绞的状况，致使肠内胀气无法及时排除，就引起宝宝腹痛。腹痛了，宝宝就要哭闹。

新生儿肠绞痛可以用益生菌等缓解一下，但不能根治，只能慢慢等，等宝宝的消化功能健全起来。一般到宝宝3个月以后就会不治而愈了。如果6个月以后仍然没有好转就去看医生。

当宝宝因为肠绞痛哭闹的时候，可以尝试喂奶、顺时针打圈轻揉腹部，或者用小被子把他包起来，或者把他放在腿上轻轻摇晃，或者让他趴在大人手臂上、床上等，都可能会缓解宝宝肠绞痛带来的不适感，让宝宝感觉好一点。

新生儿泪囊炎

新生儿患泪囊炎主要是因为鼻泪管下端胚胎残膜没有完全退化，将鼻泪管下端堵塞了，使得泪液都潴留在了泪囊内，细菌滋生并不断生长、繁殖，引发感染。

新生儿泪囊炎一般要等出生后3~4周才会有所表现，因为之前泪腺还没有发育完全，还没有眼泪分泌出来，鼻泪管阻塞也没有关系。这时如果发现宝宝眼屎、眼泪比较多，而且能在泪囊部位摸到有弹性的肿块，即使没哭眼睛也是水汪汪的，可

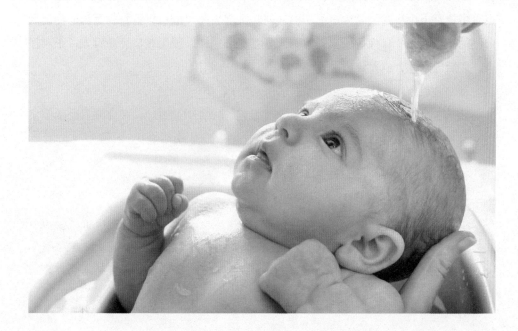

能是泪囊炎。另外因为眼泪里有细菌，它会刺激眼睑，所以患新生儿泪囊炎的宝宝可能眼睑会起湿疹。如果仅有其中一只眼睛有这样的表现，就是一侧鼻泪管不通，另一侧是没有问题的。

一般新生儿泪囊炎都是不需要做特别治疗的，鼻泪管下端的胚胎残膜会逐渐萎缩，萎缩后泪囊炎就自动痊愈了。新生儿泪囊炎一般在出生后4~6周会痊愈，在这之前，大人可以经常帮宝宝由上向下地轻轻按摩鼻泪管，特别是按摩泪囊肿块，有助于挤破残膜，疏通鼻泪管。

如果泪囊肿块发红、肿胀，压上去宝宝会哭，说明有压痛感了，这很可能是发生急性感染了，要尽快就医。医生可能会用探针疏通鼻泪管或者切开排脓。

沙眼、结膜炎和青光眼等都可引起眼泪、眼屎过多，不能一律当作泪囊炎不予治疗，一定要到医院确诊。

新生儿鹅口疮

鹅口疮是新生儿的高发病，可能是在出生时被产道的白念珠菌感染引起的，也有可能是出生后吃奶时乳房不洁引起的。宝宝患鹅口疮后口腔黏膜上初期会出现白色的小点或小片，像奶块或者棉絮或者豆腐渣一样，覆盖在口腔黏膜上，很难擦去，之后逐渐融合成大片。

鹅口疮发展很快，发现后要及时去医院治疗。

用药期间要注意用药前后不要给宝宝喂奶，以免引起呕吐，喂完奶后要给宝宝喂几口水，减少奶液残留从而减少细菌滋生，有利于疾病痊愈。

鹅口疮痊愈之后要注意预防复发，新妈妈要注意卫生，尤其是乳房和手部的卫生，每次喂奶前都要清洗。另外要加强喂养，营养不良或身体虚弱的宝宝抵抗力弱，更容易被感染。

新生儿呕吐

刚出生几天的新生儿有可能因为在出生时吸入太多羊水、新妈妈的产道分泌物等，胃部被刺激到而引起恶心，以致频繁呕吐。由此引起的呕吐，呕吐物一般呈咖啡色或黄色。如果呕吐次数不多，可以等等看，吞入胃里的异常物质吐完，呕吐也就停止了。如果呕吐频繁，医生会安排洗胃，将胃内容物清理出来，呕吐就会停止。严重的呕吐一定要尽早治疗，否则会使胃酸大量流失，从而降低消化能力。吃下的食物不消化，还会再呕吐出来，容易形成恶性循环。

如果呕吐出现在吃奶后，吐出的都是刚吃下的乳汁，那多是喂养方式不当导致的，比如吃奶过急、过多，都会导致吃奶后呕吐。有过吃奶后呕吐经历的宝宝，喂奶不能太频繁，太多。

注意要把呕吐和溢奶区分开，溢奶的时候宝宝没有痛苦的表情，奶液是从口角自然流出的，而呕吐时宝宝一般表情痛苦，呕吐物是喷射而出的。

对预防溢奶有效的拍嗝也一定程度上能预防吃奶后呕吐，容易呕吐的宝宝吃奶后也要认真拍嗝。

还有些呕吐可能跟疾病有关系，是宝宝患有新生儿败血症、新生儿肺炎、新生儿脑炎等的症状之一。如果在呕吐的同时还伴有尖叫、嗜睡、惊厥、前囟饱满等表现，则可能预示着宝宝发生了颅内出血。如果呕吐的同时不排胎粪，则可能是消化道畸形导致的。这些都需要警惕，新妈妈要及时带宝宝去看医生。

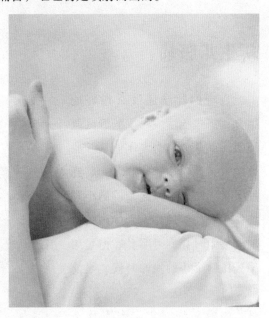

新生儿腹泻

新生儿腹泻很常见，如果每天大便次数超过10次，且大便内含水分较多或者含有黏液，可能是腹泻，建议用干净的容器取一些新鲜大便到医院化验。如果是感染引起，要用药治疗；如果不是感染所致，只要调整喂养方式就可以了。随着宝宝消化功能增强，腹泻会自动停止。

　　宝宝如果吃的是母乳，大便稀且次数多，未必就是腹泻，因为母乳中有促进消化的物质，这种物质会让大便稀一点。只要宝宝精神好，生长发育正常，就没有问题。以后断奶了或者宝宝肠胃功能增强了，大便稀且次数多的情况会自然改善。

　　如果宝宝吃的是配方奶，腹泻原因可能是配方奶过浓、加糖等，是家人不遵照说明调配奶液的后果。如果腹泻同时伴有湿疹、气喘、荨麻疹等病症，可能是宝宝对乳蛋白过敏，新妈妈要更换为不含乳蛋白的配方奶喂养。

　　宝宝腹泻时不要禁止进食，禁食对治疗腹泻是没有好处的。可以改为少量多次喂养。另外，因为腹泻会使肠道中乳糖酶减少，喂母乳的宝宝需要添加乳糖酶，喂配方奶的宝宝喂养的配方奶改为无乳糖配方奶，以减轻他的消化负担。此外要多喂水，预防脱水。如果宝宝超过4小时没有排尿，可能是脱水了，要在医生指导下补液以补充电解质和水分。

新生儿脐疝

　　宝宝的肚脐还没有很好地闭合，当腹压增大时，肠管或腹膜的一部分会因为受压而从肚脐鼓出来，这叫作"脐疝"。脐疝发生时，脐部可鼓起圆形的小肿块，小者如樱桃，大者如核桃，宝宝哭闹时会变得明显。但是用手轻压这个小肿块的时候，是能够压回到腹腔中的。

　　患有脐疝，宝宝没有什么不舒服的感觉，但是如果突出的肠管被脐囊卡住，无法再回到腹腔，造成嵌顿，后果是比较严重的，可能导致肠梗阻。所以也还是要尽早治疗的。

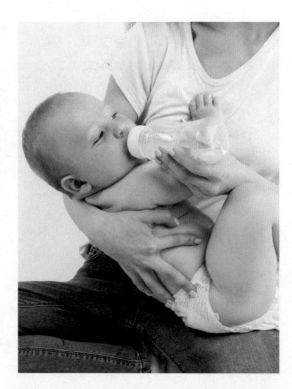

治疗脐疝，应尽快带宝宝去医院，由医生判断、处理。

新生儿肺炎

新生儿肺炎是新生儿时期最常见的呼吸道感染病，很容易引起呼吸衰竭、心力衰竭、败血症乃至死亡，新妈妈一定不能掉以轻心。

新生儿肺炎的早期症状主要为：口周发绀、口吐泡沫、呼吸快、鼻翼翕动、食欲不振、呛奶、精神萎靡、烦躁不安、寒战、腹泻等。重度肺炎的主要症状为：呼吸急促（每分钟可达70次）、鼻翼翕动、三凹征（吸气时宝宝的胸骨上窝、肋间隙和锁骨上窝出现凹陷）、呼气时呻吟，脸及四肢末端明显发绀，呼吸不规则甚至暂停呼吸，两肺有密集的细湿啰音。

父母可在宝宝安静状态下数孩子呼吸次数，一呼一吸算1次，每次数1分钟。如果宝宝每分钟的呼吸次数大于或等于60次，且有相关症状，就说明可能得了肺炎。小于2个月的肺炎患儿吸气时可以看到胸壁下端明显向内凹陷，医学上称之为"胸凹陷"。这是宝宝需要比平时更用力吸气才能完成气体交换所致。如果宝宝既出现呼吸增快又有明显的胸凹陷现象，就说明已经患了重度肺炎，必须住院治疗。

在日常生活中，父母及其他亲属在护理新生儿时必须先洗净双手。新生儿居住的房间应当保持洁净，还应定时通风，保持室内空气的流通、新鲜。新生儿的衣被、毛巾、纸尿裤应柔软、干净，哺乳用具应定期消毒。如果有家庭成员患感冒，要尽量避免接触新生儿。新妈妈如果患感冒，照顾孩子和喂奶时应戴口罩。

湿　疹

湿疹初期的时候是一些小红丘疹或红斑，可发于颜面、头皮、耳后、躯干、四肢。丘疹或红斑还可逐渐增多，面积逐渐扩大。同时丘疹上逐渐可见小水疱或鳞屑、痂皮。患湿疹后，宝宝会因为瘙痒难耐而苦恼，特别是夜里睡觉会很不稳，还可能会用拳头去蹭湿疹发生的部位。

新生儿湿疹主要是由过敏引起的，其根源还是宝宝身体机能不健全，待宝宝长大些尤其是到了6个月以后，会自行好转。在宝宝生了湿疹之后，会因为瘙痒难耐而哭闹，可以在医生指导下用一些专门治疗婴儿湿疹的外用药膏涂搽在患处，涂搽后有止痒的效果。此外要注意护理，勤给宝宝洗澡，保持皮肤清洁。

很重要的一点，不要去刺激长有湿疹的皮肤。哺乳的新妈妈饮食要清淡，别吃辛辣刺激食物等，它们可能刺激宝宝湿疹加重，给宝宝洗澡不能用过热的水或碱性香皂，没有必要时不要用手去触碰长有湿疹的部位，也不要让宝宝的手去蹭。会引起刺激的衣物如化纤制品、颜色深的衣服或者毛织品都不能给宝宝穿，要给他穿纯棉制品。

肛周脓肿

新生儿身体免疫机能较差，皮脂腺分泌却比较旺盛，肛周皮肤如果不洁，特别容易发炎、感染，导致肛周脓肿。

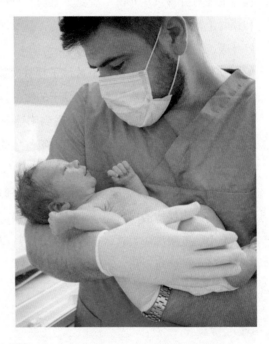

如果发现宝宝肛门周围皮肤有小肿包或者颜色发红，可能就是肛周脓肿，应带宝宝去医院治疗。为预防肛周脓肿，应保持肛周皮肤干净、干爽，大便后要用温水洗肛门，自然风干，不要用干纸巾擦拭，减少刺激，并勤换纸尿裤，增加宝宝臀部透风的机会。还有重要一点就是要合理地喂养，避免宝宝腹泻、便秘等，以减少大便对肛门的刺激。

爱心小贴士

　　如果宝宝患肛周脓肿的同时有拒食、发热的症状，说明已经感染了，情况比较严重了，要尽快看医生。

附录

分娩，人生新阶段开始了

分娩，这个让孕妈妈又期待又害怕的时刻终于到来了。但是，放轻松！医生会根据孕妈妈和胎宝宝的健康状况做出正确的选择，孕妈妈只要与医生密切配合就好！腹中的小宝宝，马上就要和孕妈妈见面了。

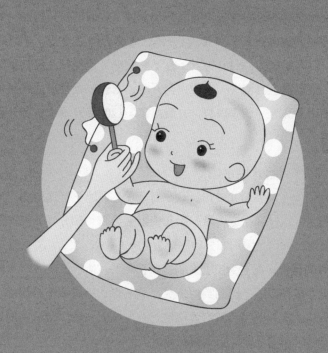

分娩进行时

自然分娩的三大产程

所谓"产程"，顾名思义就是生产的过程，也就是胎儿脱离母体的过程。当孕妈妈出现规律性的阵痛时，即产程开始。等到胎盘自子宫娩出，产程也随之结束。

◎ 第一产程，又称"宫颈扩张期"

此期时间最长，初产孕妈妈需经历11 ~ 12小时，经产孕妈妈需经历6 ~ 8小时。此产程从子宫有节律收缩开始到宫颈口全开。分娩开始时，孕妈妈感到阵发性腹痛，子宫两次收缩间隔的时间较长，间隔5 ~ 6分钟，收缩期较短为20 ~ 30秒。随着产程进展，宫缩时间逐渐延长，可持续1分钟，收缩力随之增强，孕妈妈感到腹痛渐剧，间歇时间逐渐缩短为1 ~ 2分钟。子宫不断收缩，迫使胎儿逐渐下降，促使宫颈口逐渐张开，直至宫颈管消失、宫颈口全开时，宫颈口直径可达10厘米，胎膜多在此时破裂，临床上称为"胎膜破裂"，流出100 ~ 200毫升羊水，胎儿便从羊膜囊破裂处进入产道。

◎ 第二产程，又称"胎儿娩出期"

此期为从宫颈口开全到胎儿娩出。这个时期子宫收缩更频而有力，所需时间较短，初产孕妈妈因宫颈口和阴道较紧，胎儿娩出平均需约50分钟，经产孕妈妈因宫颈口和阴道较松弛，平均只需约20分钟胎儿就能娩出。

第二产程时间延长，超过2小时者，则属于难产。难产主要有产力异常、产道阻力、胎位不正等多种原因。遇到类似情况，孕妈妈和家属都不必担忧，只要和医生密切合作，听从医嘱，医生会及时为孕妈妈查出原因，施以合适的助产方法，千方百计保证母婴健康和安全，使胎儿顺利娩出。

在第二产程中，由于宫颈口开全，胎膜破裂，羊水流出，胎头进入阴道，使孕妈妈会阴部逐渐扩大凸起、皮肤发亮，肛门松弛，此时极易造成会阴撕伤，这时接生医生会想尽一切办法保护孕妈妈的会阴。

胎头进入阴道时，由于胎头压迫盆底组织和直肠，孕妈妈有排便感，因而产生了反射性屏气动作，孕妈妈自动向下用力，增加腹压。

宫缩时，胎头露出阴道口，间歇时胎头缩回，医学上称为"胎头拨露"。经过几次拨露后，胎头不再缩回，医学上称为"胎头着冠"。随后胎头越显越大，仰伸娩出并出现胎头复位外旋转，接着前、后肩及胎体相继娩出，宫腔内的后羊水随之流出，宫底下降至脐。至此，第二产程结束。

◎ 第三产程，又称"胎盘娩出期"

此过程需5～15分钟，最多不超过半小时，胎儿娩出后，由于宫腔体积突然缩小，子宫继续收缩，胎盘与子宫壁附着面之间发生错位、分离，直至胎盘完全从子宫壁上剥脱后，被排出宫腔，同时伴随一些血液流出，继而子宫收缩较紧，流血渐少，分娩全过程到此全部结束。

顺产的先决条件

虽然能顺产是很多准妈妈的愿望，但分娩不是想顺产就可以顺产的，有些客观因素在起着决定作用。当然大多数女性都是能顺产的，只有少数准妈妈需要剖宫产。

◎ 要看产道条件

只有骨盆形态正常、大小数值也正常的时候，顺产的前提条件才具备了。不过，骨盆在怀孕后是一直在变化、松弛着的，所以产道到底适不适合顺产，要看最后一次产检的情况。如果最后

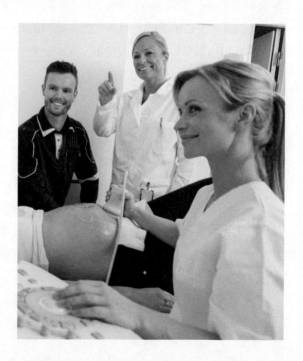

一次产检都认为不适合顺产，那就尽量不要顺产了。

大家一般都自然认为骨盆太小的顺产费劲，其实骨盆太大也不太适合，因为骨盆太大，胎儿的头在产道中很难固定，分娩时方向会发生偏差，也容易出现危险。

除了骨产道，软产道中宫颈的扩张能力也是个影响因素。如果宫颈弹性较差，扩张速度过慢，始终不能达到要求，也很难顺产。宫颈扩张能力如何，很难提前知道，要到分娩过程中才能判断，这是顺产转剖宫产的一个原因。

◎ **看胎儿的状况**

如果有胎儿过大、多胞胎、胎位不正、脐带绕颈严重、羊水过少等问题，都有可能不能顺产。如果强行顺产，过大的胎儿或者胎位不正的胎儿可能卡在产道，时间久了会有窒息危险；脐带绕颈超过3圈的胎儿，也可能在下降、旋转的过程中被脐带缠绕越来越紧，最终出现胎儿窘迫；而羊水过少的情况下，胎儿本身就容易缺氧，所以顺产的风险也较大。

◎ **看孕妈妈的健康状况**

分娩非常消耗体力，如果孕妈妈有健康问题比如心脏不好、患有妊娠高血压等，都有可能不能顺产；或者体质较弱，腹肌、膈肌等肌肉收缩力度都较小，可能也不适合顺产，强行为之，顺产进程很可能会迟滞，同样影响胎儿安全。

不过，还有种情况，孕妈妈为经产妇，而前一胎是剖宫产的，且没有超过2年，医生是不主张顺产的。顺产可能会使旧的切口崩开。

孕妈妈如果身体健康状况良好，平时比较注重锻炼，营养摄取也很合理，那么顺产一般没有问题。

◎ **看孕妈妈的心理状态**

身体状态良好而胎儿也正常的状态下，几乎所有孕妈妈都可完成顺产。但真正分娩时是否真能做到主要就看孕妈妈的信心和决心，以及忍耐和配合程度了。有很多孕妈妈选择剖宫产的原因并不是客观上不具备顺产的条件，而是不能承受分娩之痛，而一些孕妈妈先选择了顺产后来又转成剖宫产也多是忍耐不了疼痛。

一般能顺产的，医生都会主张顺产，但是如果孕妈妈实在没有信心坚持到底，也不用勉强，以免分娩时不能配合医生，反而延长产程或者临时需要转剖宫产。其实临时转剖宫产给医生和自己都会带来一些麻烦。

因此，顺产不是拍拍脑袋就能决定的，要等医生检查后再决定。如果孕妈妈在分娩前决定了顺产，就尽量要忍耐到底，积极配合医生，不是特殊情况不要中途放弃。

爱心小贴士

　　如果医生认为孕妈妈不适合顺产，理由合理就不要再坚持顺产，不要盲目怀疑医生有不良目的，太固执有可能会危及胎儿安全。

顺产与剖宫产并无优劣之分

　　面临分娩关口，不要去对比顺产好还是剖宫产好，那只是医学上的一个比较，对孕妈妈来说其实没多大意义，更不要因为受对比中的某些因素影响，适合顺产却偏要选择剖宫产，适合剖宫产却纠结着一定要顺产，这都是不理智的。对即将生产的你来说，没有顺产好还是剖宫产好这种问题，只看哪种更适合自己。

　　顺产的条件前面已经说了，只要都能满足就可以顺产。建议孕妈妈有顺产条件的话，尽量不要选择剖宫产。

　　一些关于剖宫产有这样那样的好处的说法，基本上属于讹传，不要把它作为选择依据。比如有一种说法是顺产时产道挤压宝宝头部会影响智力，这就是个错误说法。实际上，产道的挤压可以促进胎儿头部血液的循环，刺激脑细胞和全身神经，提升大脑和身体反应能力，对宝宝好处是很多的。而且顺产时宝宝的胸腔受到挤压，肺部功能能得到更好的激活，出生后患新生儿湿肺和吸入性肺炎的可能性要低很多。另外，有些说法是对孕妈妈身体有好处，比如宝宝不经过阴道，不会引起阴道松弛，这个说法也不靠谱。事实上，在孕育过程中，阴道就已经变得松弛了，并不是只在胎儿通过产道的时候才变得松弛。而顺产后通过锻炼，阴道也是能基本恢复紧致的。

　　所以不要因为某些自己并不了解的说法而盲目选择剖宫产。

　　但是，顺产条件如果有一条或者几条不能满足，安全起见还是根据医生的建议选择剖宫产。剖宫产虽然不是自然分娩方式，对孕妈妈和宝宝都有些潜在的不利影响，但是不会比顺产不成功再转剖宫产更不利。而且剖宫产带来的一些不利影响，并不是不可逆、无法弥补的。对孕妈妈来说如果产后护理、休息、营养、运动都合理，剖宫产后恢复虽然慢些，但也能恢复得非常好，对宝宝来说，只要合理训练、合理喂养，可以跟顺产宝宝发育得一样好；发生胎儿窘迫的，也大多都能及时救治过来。

所以也不要因为自然分娩的种种好处而盲目拒绝医生提出的剖宫产的建议。

什么情况下需要剖宫产

当有以下情况时，最好行剖宫产。

❶ 产程长时间无进展。经过长时间阵痛后，宫颈仍然扩张不够、胎儿没有明显下降，无论如何也没法再进一步，继续下去可能会导致胎儿窘迫，这时候最好转为剖宫产。

❷ 胎儿窘迫。进行胎心监护时如果发现胎儿心跳过快或者过慢，说明胎儿发生宫内窘迫，需要尽快剖宫，以免造成实质性伤害。

❸ 胎头骨盆不相称。骨盆太大或太小，胎儿的头不能顺利通过，都要进行剖宫产，最大限度保证胎儿安全。

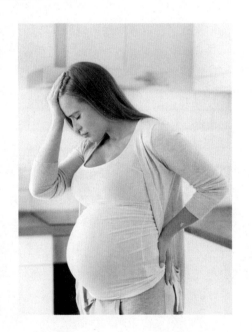

❹ 产道有感染的情况下，比如生殖器疱疹，分娩的时候仍然没有得到控制或者痊愈，顺产时会感染胎儿。

在这些情况下最好都选择剖宫产，剖宫产明显比顺产有利得多，还包括前面说的多胞胎、胎位不正的也最好选剖宫产。

有的时候医生建议剖宫产是因为腹腔内有某些疾病，比如子宫肌瘤、卵巢囊肿等，剖宫产的同时可以把肿瘤一并切除，另外如果有需求还可以顺便做结扎。从这点来说剖宫产还有一定的额外好处。

爱心小贴士

　　孕妈妈可以对自己的分娩方式做打算和决定，只是当临产这些决定需要改变时，不要太固执，最好听医生的话。

分娩到底有多痛

越来越临近分娩，孕妈妈最想知道的，可能是分娩阵痛到底痛到什么程度。分娩到底多痛很难描述，不过可以描述一下这种疼痛的特点。

阵痛大体由3种感觉组成：痛、胀、酸。有的人痛的程度重一些，开始主要集中在上腹部，而后逐渐从上腹部向下腹部转移，有的会延伸到后背和腰部。第一产程潜伏期的阵痛疼痛程度跟痛经差不多，如果有过痛经，那就比较容易想象了。有的人憋胀感要比疼痛感强烈，憋胀感主要集中在腰部和腹部，孕妈妈会感觉腰腹部被内部力量撑得向外扩张。还有的人感觉最多的是酸，全身都酸。自己到底会是哪种感觉或者哪种感觉更强烈些，只有到时候才能知道。现在不妨好奇、期待一下宝宝的出生，这样可以减轻恐惧感。

其实，对分娩疼痛也不必那么恐惧，只要沉着、冷静，并且采取一些减痛的方法，是完全能够忍耐下来的，不会像影视剧里面那么声嘶力竭。

首先，分娩阵痛是逐渐增强的，潜伏期的时候只是有点不适，之后逐渐到有一点点疼，疼一会儿停一会儿。

其次，虽然到了活动期疼痛感强了，但也不是无休无止的，一次阵痛持续的时间最长1分半钟，然后逐渐消失，过几分钟疼痛才又开始。起初两次疼痛间隔时间比较长，到最后才慢慢变短。

疼一会儿，歇一会儿，孕妈妈不用太害怕。

爱心小贴士

如果孕妈妈能主动把前面讲过的一些缓解疼痛的方法运用起来，减痛效果会更好。此外，后面会讲到一些有助于缓解阵痛的姿势，孕妈妈也可以利用一下。

恐惧会加重痛感

有的人说分娩很痛，有的人说一般痛，这跟每个人疼痛阈值不同有关系，也跟自身的心理素质和当时的心理状态有关系，一般来说，身体状况良好、对疼痛耐受

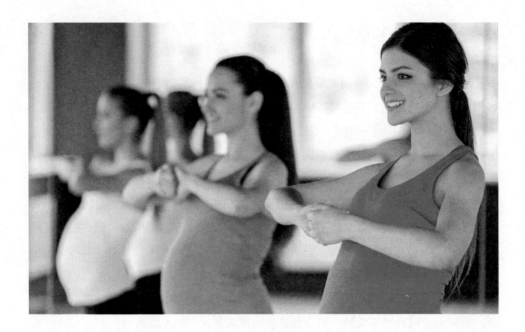

性高的孕妈妈感觉会更好一些；对分娩有太多恐惧情绪的，阵痛的感觉会更明显。这是有理论依据的，恐惧能让痛感加剧。

❶ 阵痛的同时，身体会产生一种激素来跟阵痛对抗，以减轻疼痛以及其他不适感，但是如果太恐惧了，身体就会产生一些应激激素，抵消掉这种能缓解疼痛的激素。

❷ 恐惧太强烈了，身体供给肌肉的血液和氧都会减少，供血和供氧量少了，肌肉就会感觉酸痛，就跟长时间跑步后的感觉差不多。

❸ 恐惧时的肌肉比平时的更紧张，子宫上方、子宫下方以及子宫颈的肌肉都会因为恐惧而紧张、收缩，然后互相拉扯，这是会引起剧烈疼痛的。

同时，恐惧时肌肉紧张还会影响子宫正常收缩，进而延迟产程，产程迟滞，孕妈妈疼痛的时间就会延长，疼痛也是加倍的。

因此，对分娩产生恐惧的孕妈妈一定要学会放松。一恐惧肌肉就紧张是自然反应，如果学会放松肌肉对缓解恐惧也是有效果的。临产前可以做做这样的练习，恐惧、紧张的时候可以派上用场。

❶ 检查全身肌肉练习。从头到脚检查肌肉的紧张程度，检查额头是否皱着、脸颊是否绷紧、嘴巴是否紧闭、拳头是否紧握、腹部是否收缩、大腿是否绷着、脚趾是否紧抓等。检查的时候可以在心里默念"放松额头""放松眼睛"等，检查到哪里就放松哪里。

❷ 放松特定肌肉练习。绷紧一处肌肉，比如头部、大腿、手臂、肩膀等处肌肉，然后让准爸爸触摸这里。触摸到的时候就放松，这样在阵痛紧张时，让准爸爸配合抚摸身体肌肉就能比较有效地放松了。

这样学会放松后，就等于学会和身体合作了，疼痛时不是绷紧肌肉抵抗而是任由它去，疼痛就能有效缓解了。

无痛分娩

如果孕妈妈的痛觉特别敏感，不妨咨询医生，看身体是否可以尝试无痛分娩。无痛分娩在目前普遍应用的是麻醉药物镇痛，一般医院都可以做。

不过无痛分娩准确地说应该是减痛分娩，并非完全一点疼痛也感觉不到，而是痛感大大减轻。另外，运用了无痛分娩技术，宫缩时孕妈妈仍然能感觉到，可以正常用力。所以无痛分娩是一种安全又舒适的选择。

采用无痛分娩时，不会刚开始阵痛就使用麻醉药物，一般都要等到宫口开3厘米以上时才用。不能过早使用，否则容易影响宫缩，延缓产程。无痛分娩给药一般是在孕妈妈背后腰部的位置。宫口开到3厘米的时候，麻醉师会在这里插入一支注射针，插到一定深度后，将一条精细、柔软的导管顺着注射针植入硬膜外腔，顺着这支导管将麻醉药持续不断地注入导管，麻醉腰部以下的痛觉神经。这一系列动作完成后，10~15分钟药物就会起作用，痛感明显减轻。但是也可能出现一些不适症状，比如震颤、低血压、呕吐、头痛、腰背痛、肌肉痉挛等，一般都是正常现象，不必紧张。不适感严重可以向医生反映。如果仍然疼痛难当，也可以告诉医生，医生会再加大麻醉药物滴注量。这之后孕妈妈仍可以照常活动，药物会一直持续滴注到宝宝出生。

爱心小贴士

选择无痛分娩，要提前跟医生说明，医生会衡量适不适合。如果孕妈妈有局部或全身感染未控制、药物过敏、出血性疾病、中枢神经系统疾病、急性心力衰竭或严重冠心病、凝血功能异常、腰椎曾经受过伤等情况，都不宜采用无痛分娩。孕妈妈不要因为贪图舒适，少些疼痛而隐瞒自己的病史，以免发生危险。

别让负面情绪困住自己

随着身体变化，分娩过程中孕妈妈情绪起伏非常大，最需要注意的是第一产程中的情绪变化。第一产程中，痛感会一波一波袭来，让孕妈妈有点没完没了的感觉，尤其是如果孕妈妈的潜伏期和活跃期都比较长，可能刚开始还比较镇静，渐渐地看到产程毫无进展，就开始出现一些负面情绪比如焦虑、担忧、沮丧、恐惧、不安全感等等，严重的还可能进入封闭状态，不愿意说话，也注意不到周围人的关心和询问，这种情况对顺利分娩的影响是很大的，应该尽量避免。

所以，当自己有负面情绪的时候要及时意识到，然后积极去表达，告诉陪同的人，可以向他们提出要求，想吃什么让他们准备或者让他们陪着自己走走、运动运动；也可以让他们给自己放放音乐、看看好玩的视频等等，要尽量学会了解自己情绪并面对它，因为有时候家人粗心或者不懂，他们未必能照顾到自己，靠自己才是最可靠的。

进入第二产程，负面情绪会有所缓解，因为这时候疼痛感有所下降，而且医生、助产士都已经参与进来，会跟孕妈妈说话，指导孕妈妈用力和休息，这会让孕妈妈感觉有了依靠，安全感会大大增加，情绪就稳定很多。到了第三产程，情绪问题更不存在了，孕妈妈会被巨大的幸福感和喜悦心情包围了。但也有少数孕妈妈此时会陷入失落情绪中，要警惕产后抑郁症。

这些方法可以帮助缓解阵痛

第一产程比较漫长，而阵痛似乎来得没完没了，在阵痛开始时，孕妈妈可适当变换姿势，有些姿势有助于缓解阵痛。除了来回踱步以外，可以试试以下3种。

◎ 手压墙壁

阵痛开始后，面对墙壁站着，把双臂伸直压向墙壁，将所有体重压到墙壁上，可减轻疼痛感。而且这样站立的姿势有利于胎儿下降。只是要注意这样做的时候，身体不能过分前倾，以免脚底打滑摔倒。

◎ 膝胸卧位

之前介绍过的纠正胎位的膝胸卧位的姿势也可减轻腰部的压力，缓解阵痛。阵痛开始的时候，孕妈妈跪卧，两臂屈曲贴着床面，头偏向一侧，大腿与小腿成直角，臀部抬高，双腿分开与肩同宽，胸部与肩部尽量贴近床面。

◎ 跨坐

　　找把椅子，椅背朝前，两脚张开跨坐在椅子上，手臂靠在椅背上，有助于减轻腰部负担，缓解疼痛。如果有分娩球代替椅子会更好，这样做也有利于产道的扩张。

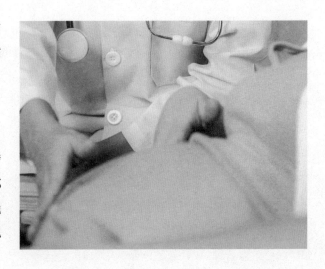

什么时候进产房

　　临产入院后，孕妈妈需要观察自己阵痛的规律，如果已经频繁起来，每4~5分钟发作一次，每次能持续30秒以上就需要告诉护士，护士会报告医生检查宫口扩张的程度。等宫口开到2~3厘米的时候，会安排进产房，交给助产士。助产士接手后会根据情况安排孕妈妈躺在产床上或者在地下走走，协助胎儿下降。助产士会经常观察宫口扩张程度，当开到10厘米的时候孕妈妈就要完全躺在产床上用力了。

　　在用力过程中，助产士和医生会及时向孕妈妈通报分娩进程，和孕妈妈说话、指导孕妈妈用力、安抚孕妈妈情绪等，也有可能让孕妈妈吃些巧克力补充体力等。过程其实还是比较美好的。

　　在产前病房期间，护士会定时做胎心监护，如果中间发现胎儿窘迫，而宫口还没有开，那么医生根据情况就要给孕妈妈注射催产素或者行剖宫产手术，加速让胎儿出生，避免造成进一步损害，这样就会提前进产房。

分娩时这样用力最有效

　　现实中，很多孕妈妈在分娩时出现了用力了但没用对的情况，自己非常累但产程却迟滞，因此孕妈妈一定要学会正确地用力，让每一次用力都发挥最大效力。用力正确了，能大大推进产程。

◎ 分娩用力的方向一定要对

分娩用力方向必须是顺着产道的，这是用力有效的前提，否则就是徒劳无功了。孕妈妈可以提前测试一下，坐下后靠着靠背，把手掌放到肛门附近，然后用力。如果用力方向正确，手掌会整体被向下推。如果方向错误，手掌就停在原位不动或者只有前半部、后半部向下。

◎ 用力的时机要正确

分娩时用力要跟着宫缩走，宫缩的力量是很大的，这是把胎儿往下推的主要力量，孕妈妈的自主用力是起到辅助作用，所以分娩时用力的正确时机就是宫缩的时候。宫缩开始，用力开始，宫缩结束，停止用力，休息，恢复体力。分娩时1次宫缩大约持续1分钟，这1分钟里最少用力3次，这样才能比较有效。

◎ 用力的方法要正确

用力方法正确，力量输出就能达到最大化，秘诀是先吸足气，暂停几秒，然后用力。具体这样做：充分吸气，吸足后停止呼吸，几秒钟后逐渐用力打开肛门，就像是排便的感觉。用力的过程中嘴唇要紧闭，不要让空气从嘴里漏出来。这一个过程大约需要25秒。

如果出现了以下某种情形，就说明用力的方法不对，需要调整。

❶ 腹部和面颊鼓起。这说明在吸足气后没有做到暂时停止呼吸或是把气送到腹部了，下次吸气后要同时关闭口鼻和喉咙。

❷ 脊背拱起。这说明下腹部用力过度了，也可能是吸气过度了，动用了整个胸部，下次用力注意在保持脊背平直的情况下，吸足气就可以了。

❸ 臀部浮起。这说明用力时重心放在双脚了，下次要调整到臀部的位置。

❹ 用力不持久。这说明吸足气后没有呼吸暂停就马上用力了，下次用力要记得憋气几秒钟。

❺ 身体随着用力而滑动。分娩时双手要抓住床头横杆，方便用力。如果身体总是随着用力而

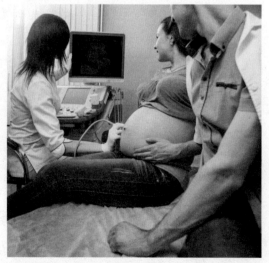

滑动，就说明身体的位置不妥。如果向上滑，就将双手稍微向下移，反之则向上移动，直到找到合适的高度。

有些孕妈妈可能需要侧切

能够顺产不侧切对孕妈妈来说，当然是最好的了，但是在顺产的时候，当胎儿露头，阴道口会被延展到最大限度，医生会判断会阴是否会在胎头冲出产道的时候被撕裂，如果可能性比较大，他会在会阴左侧切一刀，以扩大阴道口，让胎儿顺利通过。这就是会阴侧切。

有的人会质疑为什么要切这一刀，切是伤，撕裂也是伤，还不如不切，不切也许还不会撕裂。其实虽然同为伤口，撕裂伤和侧切伤是不能相提并论的，侧切的伤口3~4天就没有什么不适感觉了，恢复得很快。撕裂伤比侧切伤口要复杂很多，恢复也要慢许多。而且撕裂伤还可能留下子宫脱垂的后遗症，如果撕裂严重还可能造成肛瘘，那就更痛苦了。所以该切还是要切的，否则后果可能更严重。

另外有人质疑既然顺产要切一刀，还要阵痛很久，剖宫产也是一刀，那不如就直接剖宫产，不用痛那么久。其实同样的，此一刀非彼一刀可比，剖宫产的伤口长度、深度跟侧切都不是一个级别的，伤口恢复起来也比侧切伤口慢多了，完全愈合甚至要等2年以上。可以说比起剖宫产，侧切这一刀可以忽略不计，不要因为认为都要挨一刀而已选择剖宫产。

侧切的疼痛程度其实很低，在做侧切的时候因为正是胎儿要出生的最后时刻，腹痛的感觉是很强烈的，此时医生果断一刀，孕妈妈可能都感觉不到，宝宝出生后会即刻缝合侧切伤口，孕妈妈也感觉不到疼痛，接下来的几天就是有点儿伤口不适的感觉，这跟分娩痛比起来也可以忽略不计。

所以不要太排斥会阴侧切。当然如果不想被切，就要认真地按摩会阴肌肉，增强其延展性，减小侧切的概率。

顺产饮食应当能量高、易消化

分娩是非常消耗体力的，所以适时吃些高能量食物是很有必要的。高能量食物在产前最值得推崇的是巧克力，巧克力被称为"助产力士"，能量高，而且转化吸收速度特别快，能迅速补充消耗的体力。

特别是第二产程中，孕妈妈需要不断憋气用力，体力消耗巨大，这时候及时吃一些巧克力，有推进产程的作用。所以进产房的时候可以带一些，也可以放一些在待产包中，感觉没力气的时候可以请护士帮忙取一些来吃。

另外高能量食物还有蛋糕、甜味孕妇奶粉等，也能快速释放高能量，还有粥、米汤、馒头、面包、煮鸡蛋等，都是容易消化的高能量食物，可以在第一产程中食用。

第一产程中进食一定要积极主动，孕妈妈可能不想吃，但是不想吃也得强迫自己吃，更不必非得等有饥饿感才吃。在疼痛感比较小，阵痛也不那么密集时，饮食可以照常，平时怎么吃，此时就怎么吃。进入活动期后，阵痛比较频繁，痛感也强烈了，比较正确的做法是抓紧阵痛间隙这个机会进食。阵痛停止了赶快吃几口，阵痛开始后就吃不下了，只能等下个间隙再吃几口。

另外，进产房前可以喝些酸奶，口感好，孕妈妈会比较容易接受，能很好地补充能量和水分，为接下来的憋气用力攒些力气。

如果发生胎膜早破

破膜说的是胎膜破裂，羊水流出，这是宝宝即将出生的信号之一。正常情况下，破膜都是在子宫口开大或者开全而且胎儿进入产道时才发生的。但是也有很多孕妈妈提前破膜的，叫作胎膜早破。

胎膜早破对胎儿的安全会产生非常大的影响。一是破膜后，羊膜有了缺口，外在的细菌进入就方便多了，这可能造成宫内感染；二是羊水持续流出，托起胎儿的浮力减小，脐带受到的拉扯力度增加，这可能造成脐带脱垂。脐带是胎儿的生命线，脐带脱垂就意味着胎儿生命安全没有了保障。同时发生胎膜早破后，羊水流出太多，可能会影响宫缩力量，造成分娩时产程迟缓。所以胎膜早破应该尽量避免。

胎膜早破的原因很多，比如宫颈内口松弛、胎位不正、骨盆狭窄、头盆不相称、羊水过多、多胎妊娠等，都可引起胎膜早破。另外还有一些人为因素也可导致胎膜早破，就需要孕妈妈谨慎些去回避了。

❶ 孕晚期尽量避免性生活。性生活不慎可引起宫内感染，特别容易造成其破裂；另外精液中含有前列腺素，这种物质可引起子宫收缩，也是导致胎膜早破的原因。

❷ 行动要温和，不要剧烈咳嗽、大笑、做重体力活，走路时要注意不要摔跤，这些活动可使腹压急剧加大，从而加大羊膜的压力，也会使其出现破裂。

❸ 不要太长时间走路、跑步、上下楼梯、做大量运动等，身体过度劳累也可导致胎膜早破。

但是预防工作做得再好，还是有可能会发生胎膜早破的。胎膜早破是比较容易发现的，破膜时羊水会从阴道流出，发生破膜孕妈妈很容易感觉到。如果感觉到阴道分泌物明显增多或者突然有大量液体涌出，且质地清稀，那非常大的可能就是破膜了。

发生了胎膜早破，需要做的就是预防脐带脱垂和宫内感染的发生，要打电话叫救护车，尽快去医院，在医生的监护下继续妊娠或者终止妊娠。在去医院之前，孕妈妈要少直立，最好一直平卧在床，用枕头把臀部垫高，防止更多羊水流出及脐带脱垂。也不要洗澡，可以用纸垫垫在内裤上避免太潮湿。到医院后一切听医嘱就可以了。如果在产程发动之前，宫内发生了感染，就要尽快让胎儿娩出。

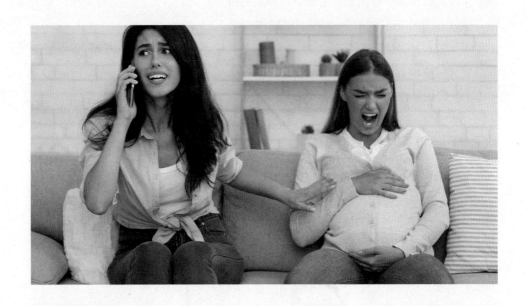

爱心小贴士

　　如果分不清是漏尿了还是破膜了，要先当作破膜处理，一旦真的是破膜而没有重视，后果会很严重。可以买张pH试纸，将试纸放入阴道，如果试纸从橘红色变成绿色了，那就是破膜无疑了。

发生急产时这样处理

一般整个分娩过程耗时是相当长的，但是有的却非常快，耗时非常短，这叫作"急产"。

如果是初产妇，每小时宫颈扩张速度大于5厘米叫作"急产"；如果是经产妇，就是已经生过宝宝的产妇，每小时宫颈扩张速度大于10厘米叫作"急产"。另外如果从阵痛出现到完成分娩用时少于3小时的，也叫作"急产"。急产时，阵痛短时间内就会变得规律，间隔时间也极短，然后破膜、出血接踵而至，紧接着就出现排便感，甚至胎儿很快就会露头。

急产听上去很好，最起码孕妈妈不用受那么长时间的疼痛折磨，然而发生急产时，阵痛时间太短，对孕妈妈和宝宝其实都是很不利的。对孕妈妈来说，这可能造成阴道、宫颈等的撕裂伤，同时可能会因为消毒不及时而引起产褥感染。对宝宝来说，这时候子宫收缩太过强烈、频繁，胎盘的血液循环会受到极大阻碍，血液供应减少，因此胎儿在子宫内更容易缺氧，严重的可窒息死亡，而且出生得太快，宝宝没有经过宫缩和产道的挤压，对外界适应能力低。

发生急产的原因目前没有定论，可能都是先天条件决定的，所以没有很好的预防措施，对于孕妈妈来说，能做的就是万一发生了急产，在来不及去医院的时候，要知道正确的处理办法。

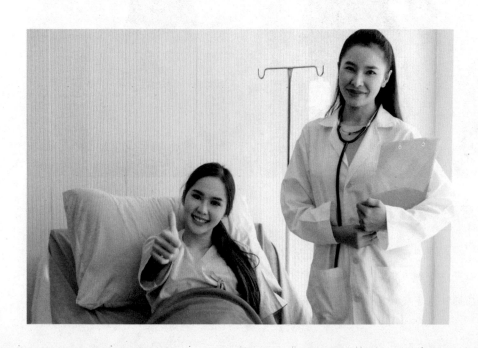

◎ 不要用力屏气，要张口呼吸，尽量放松

张口呼吸可以减少子宫受到的压力，避免急产更急。

◎ 马上打急救电话，等待急救人员到来

打电话时要回答清楚接电话人的问题，说明地址，并且最好找人去门口接一下，避免问路、等待开门等耽误时间。

◎ 身边人要做好接生准备

不要一味等待急救人员，要提防宝宝在他们到来之前出生，所以要让身边人做好接生准备。先要准备接生工具，包括干净的布、消毒的剪刀、酒精等。之后注意观察胎儿情况，并耐心等待他自己出来。当宝宝头部露出时，要用双手轻轻托住头部，不要动，不能硬拉或扭动，要让宝宝自己努力出来。当宝宝肩部露出时，就用两手托着头和身体，慢慢向外提出来，然后用干净、柔软的布将宝宝口鼻内的羊水擦干净。切记不要剪断脐带。

接下来是等待胎盘自然娩出。胎盘娩出后，将胎盘放在与宝宝同高的地方，最好是比宝宝还要高一些的地方，静待急救人员到来。

爱心小贴士

即使急救人员到的时候宝宝已经出生，也要跟着急救车到医院做相关检查，预防与急产相关的问题出现。

临产的征兆有哪些

临产的征兆还是比较多的，比较明显的有3种，包括见红、破膜以及规律腹痛，还有一些主观上的感受，比较敏感的孕妈妈能感觉到，孕妈妈可以从这些变化上判断自己是不是快生了。

◎ 见红

就是阴道流出血性黏液，也就是说阴道分泌物带血了。见红说明宫颈口已经开始活动了，这是宫颈内口附近的胎膜与子宫壁分离，毛细血管破裂而导致的。要及

时发现见红，如果感觉阴道口突然有潮湿的感觉，要查看一下内裤上是否有血性分泌物，有，就是见红了。如果出血量不大，只是血丝，可继续观察，如果出血量较大，堪比月经了，一般24~48小时，分娩就会发动。所以见红后就该收拾收拾去医院了。

见红需要跟阴道毛细血管破裂出血区别一下，如果是主动流到内裤上的那应该是前者，如果是擦拭才会沾到卫生纸上的，那就是后者。有时候排便太过用力也可能导致阴道内壁毛细血管破裂出血。

◎ 破膜

我们前面已经说过，破膜就是胎膜破裂，其中羊水流出的过程。到了预产期后，破膜就意味着分娩很快就要发动了。此时应对破膜跟应对胎膜早破一样，孕妈妈应努力保持平卧姿势，不要坐或站，同时尽快去医院。

◎ 腹痛

一般在临产前2周就会出现，但是都不规律，强度也不大，如果强度逐渐增大，且持续时间延长，间隔时间缩短，疼痛一阵比一阵紧，这就预示着快生了，孕妈妈也该收拾收拾去医院了。

除了以上3种明显征兆外，还有些不太明显的，有的孕妈妈不那么敏感，可能都不会在意。

◎ 分泌物增加

阴道分泌物突然大量增加是因为子宫颈变薄、变软、变大了，原本塞住子宫颈口的黏性分泌物流出来了，这就说明快分娩了。

◎ 肚子下降，呼吸轻松了

肚子下方变得比之前大，最高点也下移了，说明胎儿下降了。这时候你会发现呼吸比较顺畅了，食量也增加了，因为胸部和胃部受到的来自子宫的压力减轻了。

◎ 小腹不适，常有便意且便秘

胎头入盆，子宫对膀胱、直肠等的压力增大，所以孕妈妈感觉小腹坠胀，出现尿频、漏尿现象，还便秘，常常有便意而排不出。如果便意突然非常强烈但又排便困难，建议不要用力排便，此时应该放松，张口呼吸，并尽快去医院。

◎ 感觉胎儿要掉出来

胎头入盆的时候，有些孕妈妈能感觉到胎儿好像要掉下来一样，有这种感觉后一周或者数小时之内就会分娩。

◎ 体重不再增加

产前1~2周，一般孕妈妈的体重不会再增加，如果发现体重不变化了，也要做好准备，随时都可能要上医院待产了。

当孕妈妈有了以上一种或者几种感觉时，就要做好准备，随时都可能需要去医院了。

如果孕妈妈患有心脏病、中重度的妊娠高血压、重度贫血等疾病，在产检中，医生可能会根据情况安排，提前入院，孕妈妈要听从医嘱，不必等待临产征兆。还有有急产史的孕妈妈也应该提前入院，因为有可能会再次发生急产。

了解剖宫产

剖宫产可以等到阵痛开始了之后去医院安排，也可以选个临近预产期的日子进行，提前1天住院就可以。阵痛开始后进行手术，对宝宝来说比较好一些，更自然一些，因为这是他自己想出来了。只是这样孕妈妈受的疼痛要多一些。不过选日子做手术对宝宝也没有什么明显的弊端，选定的日子都是医生经过检查确认胎儿已经成熟之后确定的。

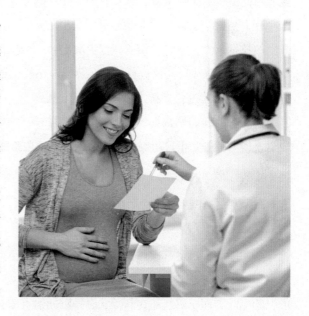

决定等阵痛开始再手术的，就可以等有了临产征兆之后才去医院，之后听医生安排就可以了。如果选日子手术，最好提前1天入院，更从容。第1天可以将测量血压、体温、体重，尿检及抽血检验这些常规检查都做完，然后填写手术同意书和麻醉同意书，医生还要填写病历，核对身份以及安排胎儿监视装置等，为手术做准备。

正式开始手术前先要备皮，将乳房下沿至大腿上段及会阴部的体毛全部剔除，避免伤口切开后有毛发脱落掉入伤口，致病菌污染伤口，影响愈合。然后要插导尿管，因为麻醉后尿道括约肌会变得松弛，小便会失禁，而且手术刚完时孕妈妈自己无法下床排尿，有导尿管就不用麻烦了，这也方便医生监测术后尿量。当这些准备工作做完后就要进手术室了。

进入手术室后需要输液，一方面为了补充体液电解质，另一方面为了给药。此后就开始比较重要的一环了，那就是麻醉。麻醉的时候医生会要求孕妈妈侧躺，身体弯成大虾状，然后在腰背部扎一针，把麻醉药从这里输入身体里，完成后再变成平躺位置。然后医生会在孕妈妈胸部放上隔板，避免孕妈妈看到腹部的操作过程。

然后手术正式开始。手术进行中孕妈妈是清醒的，能感觉到医生用针扎自己的腹部皮肤，以确认孕妈妈是否还有疼痛感，没有的话就要切开腹壁、子宫，一般是横切口，在耻骨上方。这样的切口比较美观，愈合后疤痕较浅，发生术后粘连的可能性也较低，而且这样的刀口疤痕较牢固，在下次怀孕时发生破裂的可能性更低。但是，也有少数情况，比如之前剖宫产有疤痕粘连等问题或者胎儿太大、处于横位或者胎儿需要尽快娩出就需要考虑竖切口，竖切口医生的操作空间更大一些。

切开后医生会取出胎儿和胎盘。取出胎儿和胎盘的时候，孕妈妈能感觉到比较强烈的拉扯感觉，会有些不适。宝宝取出后，会有护士去清洁宝宝，然后抱过来给孕妈妈看看，医生就开始进行缝合，孕妈妈一般也感觉不到疼痛。

术后麻醉药过劲，新妈妈就开始感觉到疼了，一方面来自刀口疼，一方面来自宫缩疼，有的新妈妈感觉到的疼痛不太严重，有的则非常疼，甚至比分娩还疼，这跟个人体质有关。不过新妈妈可以要求医生使用镇痛泵，帮助缓解疼痛。

剖宫产前要注意这些

如果孕妈妈准备剖宫产，那么，在手术前要注意几件事。

❶ 术前8小时要禁食、禁水。如果胃没排空，手术操作的时候刺激到，有可能引起呕吐，而孕妈妈还在麻醉状态，呕吐物可能会误吸入气管，严重时可导致窒

息。所以术前一定要禁食、禁水，而且最好要禁8小时。一般人胃排空一次需要时间是4~6小时，孕妈妈消化慢，大概需要8小时。

❷ 术前不要涂指甲油以及化妆。不涂指甲油和化妆的要求看似无厘头，其实事关孕妈妈的性命安全，如果涂了指甲油、化了妆，一旦发生大出血休克，医生不能从指甲和脸色上来观察和判断休克的程度，可能会延误病情。

❸ 术前不要佩戴饰品、活动假牙。不佩戴饰品主要是为了避免忙乱中丢失。不佩戴活动假牙是为了预防麻醉后误吞。另外，最好也不佩戴隐形眼镜，因为有可能会损伤视力。

❹ 剖宫产前不要吃两类不利于分娩的食物，一类是高级滋补品，比如人参。这类食物有强心、兴奋的作用，不利于手术也不利于术后恢复。另一类是鱼类，其中含有一种物质，就是二十碳五烯酸（EPA），这种物质可抑制血小板聚集，对术后止血和切口恢复都不利。

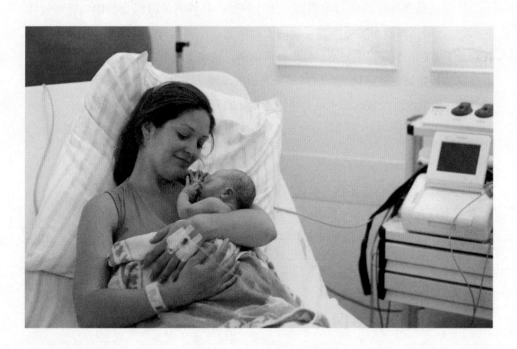

爱心小贴士

　　如果是临时需要行剖宫产，孕妈妈可能没法做这么多准备，尤其是没有禁食、禁水，术前医生会判断是否需要清胃。

产后宫缩痛将持续 3~4 天

产后宫缩痛指的是分娩之后出现的阵痛，在下腹部，比较有规律。不过程度较轻，甚至有的新妈妈根本感觉不到，一般感觉疼痛比较严重的是之前已经生过宝宝的妈妈。

产后宫缩痛在分娩的当天和第二天比较重，在哺乳的时候会加剧，一般持续3~4天。产后宫缩痛不是坏事，可帮助子宫恢复。在哺乳的时候疼痛加剧是因为哺乳刺激了子宫，子宫收缩加剧，所以疼痛加剧，这也是好事。

其实新妈妈能够感觉到产后宫缩痛发作的时候，阴道排出的恶露比没有阵痛的时候多，这就说明产后宫缩痛是身体恢复良好的表现。

爱心小贴士

一般产后宫缩痛痛感不严重，如果痛得特别厉害，甚至到了新妈妈无法忍受的程度，就一定要告诉医生，不要刻意忍耐。产褥期是产后异常的高发期，疼痛可能是一些疾病的征兆，不能单纯认为是产后宫缩痛，以免耽误治疗。

产后 3 天内要多卧床

分娩消耗大，新妈妈的身体各方面都比较疲累，肌肉和关节都处于比较松弛的状态，尤其是产后3天内是最严重的，如果新妈妈仍然参加比较大量的活动，肌肉和关节、骨骼因为承受的压力过大，可能会留下腰酸背痛、腿痛、手腕痛等毛病。而且产后3天内，新妈妈的倦怠感也是比较严重的，没有精力去做什么事。所以，产后3天内一定要好好休息，尽量多时间地待在床上。

当然也并非不能做任何活动，相反地，稍做些活动对子宫恢复是有利的。在大部分时间卧床休息的同时，每天都应下床，在床边走走。也可以在床上做些简单的活动，翻翻身、抬抬胳膊、抬抬腿、转转脖子，这样简单锻炼一下也是很有意义的。另外上厕所、洗脸等活动是可以照常去做的，只是要慢一点，不要让肌肉、筋骨用太大力就可以了。

不过，抱宝宝、哄宝宝、换纸尿裤等事情就不要插手了，可以交给其他人，自己只负责给宝宝喂奶就可以了。

顺产妈妈产后饮食应适度安排

分娩消耗大，新妈妈可能一下产床就非常饿了，很想吃东西，这个时候没必要控制，完全可以吃。也有可能新妈妈不饿，就是很累，那就不必要马上吃，可以先休息，睡一觉醒来后再吃。

不管什么时候吃，都要选择容易消化并且容易咀嚼的食物，因为此时新妈妈的胃肠功能特别弱，牙齿也有所松动，咀嚼力较弱。一般以流质或半流质食物为主为好，牛奶、藕粉、蒸蛋羹、蛋花汤、红糖水、小米粥、面条、馄饨都不错。另外，不管主食吃什么，都最好喝一点牛奶，不但补充水分，还能补充很多种营养素，关键是能补充新妈妈在分娩中大量流失掉的钙。

此外，在房间里最好备些蛋糕、饼干等，因为产后几天都特别容易饿，夜里也有可能饿，在不方便准备更好的饭菜时可以用热水泡着吃。

产后应进食易消化的流质或半流质食物

产后1周以内，新妈妈的饮食最好都是易消化的流质或半流质食物，食物花样可以多一些，食材种类也可以多一些，肉类、蔬菜都可以吃，只要做得细、做得软就可以。比较好的方法是把蔬菜、肉类剁碎放到粥里煮，也可以煮到面条里，还可以煮汤，煮得烂烂的就可以了。

因为新妈妈产后消化功能弱，所以每顿都不要吃太饱，吃到不饿就行了，等饿的时候再吃一顿，反正产后餐次是比较多的，这几天一般都每天要吃6顿，也没机会饿着。

顺产后4小时内应解小便

分娩的时候，胎儿头部经过产道时，会严重挤压尿道，可能使尿道发生一定的角度改变，这会导致产后第一次排尿困难。另外，分娩时膀胱也受到了很大的压力，容易充血、水肿，肌肉张力有所降低，神经也有可能受损，让新妈妈在膀胱充盈的时候仍然感觉不到尿意。还有些新妈妈因为会阴疼痛而不敢排尿，憋得时间长了，让膀胱神经敏感性降低了，第一次排尿的时候也不容易排出来。发生这种情况的多数是第二产程较长的新妈妈，而且初产妇比经产妇更容易出现这样的问题。

所以，回病房时，护士会叮嘱新妈妈在2小时后排尿，尽量在4小时内排出。尿顺利排出了，说明膀胱和尿道功能恢复良好，已经能正常工作了。如果长时间不排尿，尤其是有尿排不出，尿液长时间潴留可能增加尿道感染的概率，而且膀胱膨胀太严重会挤压到子宫，使子宫移位，会影响子宫的收缩，甚至造成产后出血，问题就严重了。

为了顺利排尿，回到病房以后，新妈妈要多摄入水分，可以喝些红糖水，吃些流质食物，让膀胱尽快充盈。

当排尿困难时，不要紧张，可以借用一些外力，帮助刺激排尿，以下2个方法都可以试试。

❶ 打开水龙头听水流声，刺激自己产生条件反射。如果病房里没有水龙头，可以用两只杯子装满水反复倾倒，两只杯子的距离要远一点，让水流声音更响亮一些。

❷ 如果长时间未排尿，可以遵医嘱灌个热水袋或者用热毛巾敷小肚子或者用手轻按小肚子，刺激膀胱肌肉收缩，尽快产生尿意。另外还可以用温水冲洗或者熏蒸尿道周围，也可刺激尿意。

如果这两个方法都无济于事，要找医生解决，可以服用药物，还可以打针或者针灸等。如果这些方法都没有效果，那就要用到导尿管了。当然用导尿管是最不愿意见到的方法，因为这次用了下次可能仍然无法自行排出，但是在无可奈何的情况下必须用。治疗的同时要休息好，直到恢复自行排尿为止。

爱心小贴士

如果尿道有烧灼、疼痛感，要告诉医生，可能是感染了，如果确认了，要使用抗生素治疗。

产后要主动大便

产后第一次大便是比较辛苦的，会阴处会很不舒服，下蹲以及用力的时候会感觉疼痛，所以新妈妈有点不敢用力。另外，由于肠道在分娩过程中受到挤压，蠕动变慢了。主客观因素加起来，导致第一次大便有点费力。但是积极排大便也是必须的，建议新妈妈一旦有便意，就尽快去厕所，不要憋着。憋着使得该排出的大便没有及时排出，慢慢地，水分变少了，到不得已去厕所时可能变得更难排出了，严重的还可能导致痔疮，受罪的还是自己。所以上厕所大便要积极、主动。

一般第一次大便在产后2~3天排出，如果产前灌肠了，那就会晚几天，最晚在1周后大便。如果大便的确很难排得出来，不要过度用力，以免脱肛。要报告医生，可在医生指导下用药促进排便。

爱心小贴士

产后新妈妈的身体虚弱，猛然站起的时候可能会出现头晕、腿脚无力等，容易摔跤，所以大小便的时候一定要让人陪着，避免进一步受伤。另外，不要在饥饿状态下上厕所，否则可能会因为低血糖而昏倒。

产后保暖应适度

我们中国人讲究坐月子要捂，注重保暖甚于任何方面。其实没必要太紧张，保暖是应该的，但是不能过度，分娩后，孕期潴留在新妈妈体内的水分都要代谢出来，所以汗特别多，本身感觉就非常热，如果再过度保暖，那就很容易在大汗淋漓时受凉，出现感染，引起发热。而且保暖过度，总是多汗，一旦有风，反而特别容易感冒。

所以夏天的时候，不要包头、蒙面或者戴帽子、盖厚棉被等。如果有空调，不妨使用，只要不要让空调口的风直接对着新妈妈吹就行了。这样反而舒适些。即使是冬天，一般医院里都有完善的供暖设备，室温都是比较适合的，所以也没必要戴帽子，穿棉衣、棉裤等。

产后遵医嘱出院

　　顺产后只要新妈妈没有并发症，宝宝也健康，一般产后3天就可以一起出院了。正常情况下，宝宝在医院这几天要做全身检查并注射卡介苗和乙肝疫苗第一针，然后还要做新生儿疾病筛查，出院时还要确定黄疸值是否在可接受的范围。这些情况，出院前要跟医生确认。如果没有问题，医生就会允许出院了。出院前护士会做一些指导，指导新妈妈怎么吃，怎么休息、运动，还指导怎么照顾宝宝、喂养宝宝，等等，新妈妈都要仔细听，认真记，让家人一起帮忙记着。这时就可以办理出院手续了。出院时，护士还会核对宝宝和新妈妈的身份，以防抱错。核对完身份、签完字，就可以抱宝宝回家了。

　　如果新妈妈没问题，而宝宝需要留院观察，新妈妈也可以先出院，让其他家人待在医院守护宝宝就可以了。如果医生认为新妈妈需要再在医院里多待几天，新妈妈问清楚原因后就多待几天，不要固执，以免回家后发生紧急情况救治不及时造成危险。

　　出院的时候，新妈妈和宝宝都要注意防风保暖。如果身上有汗，要等汗消下去再出门，预防感冒。宝宝根据季节和温度，穿上衣服后要用厚薄合适的包被包好再出门。宝宝头部不要包太紧，要留出适当空隙，避免空气不流通，导致宝宝窒息。上车后最好把盖在头上的部分打开。

　　家里要把卧室准备好，先通一次风，保持空气清新，房间温度最好在22~24摄氏度，湿度为50%~60%，要足够舒适。可以买一个温湿度计挂在房间里，方便调节温湿度。宝宝睡的地方要远离暖气和空调，尤其空调出风口不能正对着宝宝。

适合产后 1 周内的运动

　　产后1周内，如果没有什么并发症，精神也不错的话，新妈妈可以遵医嘱多动动，一些床上的塑形动作很适合产后1周内做，产后第二天就可以开始。以下这些运动都很适合，从头到脚都可以运动到。

　　头颈部：斜躺在床上或坐着都可以做，主要就是转动头颈部。开始时，脸对着正前方，先将头部向左转90度，略作停留，转回原位，再向右转90度，略作停留，转回原位。一左一右算1组动作，共做10组。然后抬头向上，下巴正对前方，眼睛朝上看，停留，回原处，低头，下巴顶住胸部，停留，回原位。抬头，低头，算

1组动作，做10组。最后，头压向左侧肩膀，停留，回原位，再压向右侧肩膀，停留，回原位。一左一右算1组动作，做10组。

这样可以紧致颈部和脸部的皮肤。

胸部：平躺，手平放在身体两侧，然后将手臂向上举起，与床面垂直，然后向身体两侧伸展，平放到身体两侧，与身体垂直，再保持与床面平行举过头顶，两掌心相碰，尽力向后伸直，保持掌心相碰回到胸前，最后回位，双臂放到身体两侧。每天做10组。

这样做有利于加强乳房弹性，预防产后胸部下垂。

腹部：平躺，双手交叠放在腹部，嘴巴闭紧，慢慢用鼻子吸气，吸到极限，吸气的时候手要能感觉到腹部膨胀起来，如果没有就是方法不对，然后闭气一两秒，用更慢的速度将气呼出，此时手应该感觉到腹部下降，呼气到极限。一呼一吸算作1组动作，每天做5~10组。

这样做可以锻炼腹部肌肉，紧实小腹皮肤。

臀部：平躺，双手贴着身体两侧平放在床上，先将左腿屈起，抬离床面，大腿靠近腹部，脚跟靠近臀部，脚尖伸直，略作停顿，然后放下，换右腿。这样为1组动作，重复5~10组。

这样可以锻炼臀部和大腿肌肉，有助于塑造臀部曲线，避免臀部松弛下垂。

大腿：侧躺，用贴着床的手臂支撑头部，将上方的腿伸直并抬高，抬到自己能达到的极限，坚持一会儿，放下，连续做10次后换另一条腿再做10次。

这样可以紧实大腿内侧和臀部肌肉。

脚：平躺在床上，两脚略分开，脚踝用力将两只脚向上勾再向下压，做10个来回。这是第一种。第二种是平躺，双手平放在身体两侧，膝盖屈起，让大腿和小腿成直角，然后大腿不动，抬高脚到小腿与床面平行，保持片刻放下。做5~6组。

这样可以锻炼小腿和脚部的肌肉，瘦脚，收紧小腿肌肉。

另外，还有两个床上运动，一个可帮助收缩阴道肌肉，一个可帮助子宫复位，这几天也可以做。

收缩阴道肌肉：平躺，双手贴着身体两侧平放在床上，然后屈起双腿，小腿尽量贴近臀部，打开双脚与肩同宽，肩部与脚一起用力，抬高臀部，再将膝盖并拢夹紧，保持3秒，最后打开腿，放下臀部，腿部放回原位。

这样做不但可收缩阴道肌肉，还能帮助收缩大腿肌肉和臀部塑形。

膝胸卧式：这个动作新妈妈可能在孕前就做过，现在仍然可以做。跪伏在床上，胸部贴床，臀部抬高，头侧向一边，双臂屈曲，手掌平放在两侧床面上，保持不动2~5分钟。每天做5~6组。

这个动作可帮助子宫回到正常位置，预防子宫后倾。

做这些运动的时候，强度要以舒适为主，不要太大力拉扯肌肉，如果腹部出现了牵拉感的疼痛，要停止运动。如果恶露在运动后明显增加，要马上通知医生。

剖宫产后6小时内不要用枕头

剖宫产后，麻醉药效不会马上消失，为了避免麻醉药的一些副作用，在6小时内，新妈妈要平卧在床上，不要枕枕头。麻醉后脑脊液会通过穿刺孔不断漏出，颅内压会逐渐降低，如果枕枕头，会加重这种状况，可能会引起头痛。不枕枕头平卧的同时，新妈妈头要侧向一侧，术后还有可能会呕吐，把头侧转可预防呕吐物误吸。

术后6小时后，就可以用枕头了。这时最好将体位也改为侧卧位，侧卧位时新妈妈对子宫疼痛的敏感度会有所降低，而伤口受到的拉扯程度也较轻，对缓解疼痛有好处。为了让自己感觉更舒服，可以把被子、枕头等垫在身后腰背处。

剖宫产后也要多活动

剖宫产妈妈身体恢复速度本身较顺产新妈妈恢复速度要慢，包括肠胃蠕动、恶露排出等都是如此，同时因为行动受限，恢复就更慢了，主动、积极适量地活动可以改善一些局面。

首先，术后12小时，新妈妈要在家人的帮助下翻身，还要让家人帮忙抬腿活动活动并且按摩腿部肌肉，促进血液循环。

其次，术后24小时，翻身的频率要加大，最好每隔半小时就翻一次。多翻身可预防腹腔内脏器粘连，也有助于促进肠胃蠕动，对尽快恢复消化功能有利。

再其次，术后24小时，最好能坐起来，坐起来后，上半身抬高了，有利于恶露排出，可促进子宫恢复。医院的病床一般都可以手动摇起来、放下去，使用起来比较方便，如果床头不能抬高，新妈妈可以靠着被子或者床头斜坐起来，起来的时候要避免拉扯到切口。要么认真指导家人怎么用力，要么干脆自己用力慢慢坐起来。注意不要腹部用力，可以侧躺着，然后用手臂撑起上半身，然后坐正，让家人及时在背后垫上枕头或者被子作为依靠。被子不给力可以让其他人坐上床，和自己背靠背坐着。

最后，术后24小时导尿管和镇痛泵撤走以后，不要一直躺在床上不动，要在家人的搀扶下下床走动，无论如何新妈妈一定不要因为怕疼而一直躺在床上不动。另外有的新妈妈有个认识误区，觉得要体力完全恢复以后再活动，这是不对的。只要体力允许就要尽早活动，能下床就要下床。

◎ 剖宫产后6小时内禁食、禁水

剖宫产打开腹腔后，肠胃受到了较大的压力，使得消化功能出现了一定程度的停滞，剖宫产后的饮食就要照顾到这个特点。产后6小时内禁食、禁水，不能吃任何东西，水、饮料也不能喝，此时的肠腔内有大量气体存在，而胃肠蠕动缓慢，消化功能还没有恢复，如果吃或喝东西，只会导致新妈妈出现腹胀，胃肠功能更不容易恢复了，而子宫也会因此受累。

在不吃不喝的这段时间，医生会一直给新妈妈输营养液，所以不用担心会饿。

◎ 产后6小时关注排气状况

排气是胃肠功能有了一定程度恢复的标志。排气后才可以进食，不排气仍然不能进食。排气之后也不能马上就能正常吃饭了，只能喝一些汤水，建议新妈妈喝白萝卜汤。白萝卜汤有促进肠胃蠕动的功能，可加速排气。米汤和菜汤也可以喝了，但是要注意不要喝牛奶和豆浆，它们虽然是流质食物，但是进入肠道会产气，加重腹胀问题。

◎ 产后第2天

新妈妈的饮食可以跟顺产的新妈妈头一天的饮食安排一样了，半流质食物可以吃了，吃些粥、面条等，里面加肉、菜等，增加营养，只要做得软烂就行。

◎ 产后3~5天

多喝水，这是必要的。而且要喝温度高于室温的稍微热点的水。热水才能促进肠胃蠕动，而足够的水分也可以促进排尿和排便，进而缓解因为麻醉而给腹部带来的肿胀感觉。

此后只要注意营养均衡、饮食结构合理就没有问题了。

剖宫产后不要吃补品，尤其是人参，人参会延缓伤口的愈合，对新妈妈的身体恢复是非常不利的。

剖宫产后的切口护理

剖宫产的切口护理是非常重要的，切口愈合快、愈合好，新妈妈就会少受许多罪。

术后新妈妈要记得观察切口，如果不断渗血，这是不正常的，要告诉医生，医生会弄清楚渗血的原因，对症处理并会换上干净纱布。如果发现有透明或微黄色液体流出，这是脂肪液化导致的，也要报告医生。医生会做引流并清除坏死、液化的组织，然后结合多种手段促进切口愈合。另外，要避免大小便污染切口，如果切口已经沾染到脏污了，一定要及时告诉护士。护士会帮忙换药、换纱布。即使在沾染前刚刚换过药，也要这么做，护士也不会拒绝清洗、消毒、更换的。这直接关系到后续切口愈合问题。

护理切口的同时要注意不要让切口受到大力拉扯。切口一般是横切口，身体后仰的时候对刀口拉扯力度最大，所以要尽力避免身体后仰，在伤口愈合之前，尽量保持略微弯腰的姿态。此外，咳嗽、大笑、翻身、咳痰也会拉扯到切口，有这些动作的时候要用手将切口两侧按住。

有的医院做完剖宫产后会给新妈妈配一条束腹带。束腹带松紧合适地束缚着腹部肌肉，能有效固定住切口不受拉扯，对减轻新妈妈的疼痛感和伤口愈合都有促进作用。如果医院没有这样的配备，可以自己买一条。平时除了睡觉间歇式佩戴，吃饭也可以戴。不过要记住束腹带也是一种医疗用品，不要自己随便戴，以免太紧，影响血液循环和脏器功能，或者太松，起不到应有的固定作用。所以，第一次戴一定要护士帮忙确认松紧度，以后可以参照这个松紧度自己佩戴。

剖宫产手术后，医生一般会要求新妈妈住院1周左右，出院的时候切口已经开始愈合，疼痛感减轻很多了，但是也要注意14天内不能碰水。

切口恢复过程中会发痒，发痒说明切口快愈合了。痒的时候不能用手抓，也不要用热水去烫，可以忍一忍，也可以用医用酒精擦拭切口周围皮肤止痒。

剖宫产后 24 小时后撤掉镇痛泵

剖宫产前不用长时间受阵痛折磨，但产后会补上，甚至有的妈妈感觉到的疼痛程度比产前阵痛还要厉害。不过幸运的是现在有了镇痛泵，能帮助缓解疼痛。不过镇痛泵也不能用太久，超过24小时就要撤掉，不然胃肠功能恢复会受影响。

镇痛泵的本质其实就是不间断地往血液里注入麻醉药的工具，镇痛泵一端连着一个控制器，按压上面的一个钮就要可以调节麻醉药进入身体的量。新妈妈可以自己控制，清醒后护士就会教会新妈妈使用方法，记下就可以。没有痛感的时候不用管，如果感觉到疼痛加重，就按压控制器上的钮，加大注入血液的麻醉药量，缓解疼痛的力度会加强，新妈妈就感觉不到疼痛了。

当然如果新妈妈的疼痛阈值比较高，感觉不怎么痛，也可以不使用镇痛泵。

剖宫产后 24 小时后自行排尿

剖宫产时，医生给新妈妈体内插了导尿管，在产后导尿管还会留在身体里，但是不能留太长时间，在24小时后就要撤掉。如果留太长时间，很容易引起尿道感染，自行排尿功能恢复会更慢。

导尿管撤掉之后，有尿意了就要自行排尿了。这次排尿是比较辛苦的，因为此时镇痛泵也已经撤掉了，切口比较疼。新妈妈可以先下床在家人的搀扶下走走，适应一下，但是不要因为怕疼就憋尿，膀胱太过充盈会挤压子宫，影响子宫复原。

有的新妈妈不愿意插导尿管，这是不行的。因为麻醉药的影响，产后新妈妈的神经有些麻痹，反应迟钝，即使膀胱已经充盈了，新妈妈却可能感觉不到尿意。充盈的膀胱就会较长时间地挤压着子宫，可能会引发产后出血，是很不安全的。另外，插导尿管后，新妈妈的排尿量一目了然，方便医生观察手术补液是否充足，以及判断新妈妈是否存在血容量不足等问题。所以还是要听医生安排，不要自行拿主意。

图书在版编目（CIP）数据

金牌月嫂教你坐月子 / 陈宝英主编. -- 成都 ： 四川科
学技术出版社，2022.1
（优生·优育·优教系列）
ISBN 978-7-5727-0216-7

Ⅰ．①金… Ⅱ．①陈… Ⅲ．①产褥期－妇幼保健－基本
知识②新生儿－妇幼保健－基本知识 Ⅳ．①R174.6②R174

中国版本图书馆CIP数据核字（2022）第010105号

优生·优育·优教系列
YOUSHENG · YOUYU · YOUJIAO XILIE

金牌月嫂教你坐月子
JINPAI YUESAO JIAO NI ZUO YUEZI

主　　　编　陈宝英
出　品　人　程佳月
责 任 编 辑　李　栎
助 理 编 辑　王星懿
封 面 设 计　北极光书装
责 任 出 版　欧晓春
出 版 发 行　四川科学技术出版社
　　　　　　地址：四川省成都市槐树街2号　邮政编码：610031
　　　　　　官方微博：http://weibo.com/sckjcbs
　　　　　　官方微信公众号：sckjcbs
　　　　　　传真：028-87734035
成 品 尺 寸　170mm×240mm
印　　　张　15
字　　　数　300千
印　　　刷　河北环京美印刷有限公司
版　　　次　2022年2月第1版
印　　　次　2022年2月第1次印刷
定　　　价　49.80元

ISBN 978-7-5727-0216-7

邮购：四川省成都市槐树街2号
电话：028-87734035　邮政编码：610031